実践　漢方医学

証

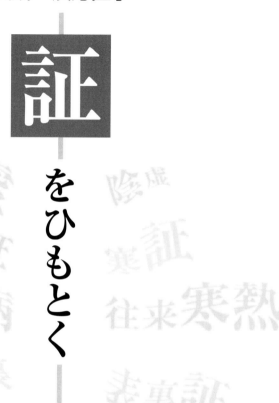

をひもとく

著

大阪医科大学健康科学クリニック 教授

後山　尚久

洋學社

序にかえて　〜証と親しくなろう

　まず，漢方の"証"について勉強してみようという高い向学心で本書を購入していただいた読者に対し，畏敬の念を捧げるとともに深く感謝します。

　本書は"証"の解説本ですが，著者である私自身がこの概念をすべて理解し，実臨床で常に活用しているというわけではありません。正直言いますと，"証"に関しては読者の皆様と同様に迷宮の森で彷徨っています。ただ，私は今までの医師人生の8割を漢方と関わって生きてきましたが，臨床実践にあたり難解な"証"に対して読み取る努力をしてきました。"証"を読むことに邪魔であれば病態の一部を切り取ったり，時には視界から消したりしながらも，常にこの患者の"証"は何だろうか，方証相対であればどんな"方"を要する患者なのだろうかと考えながら診療を行ってきました。

　漢方医学は元々は6世紀ごろに古代中国医学をそのままの形で輸入し，学んだことから始まります。おそらく紀元3世紀頃に一旦体系化され，それが時を経て中国国内ではさまざまな医師によってさまざまな修飾が加えられ，書物が書き換えられ，また新たに作られてきたのでしょう。成書も虫食いがでるとその部分はそれぞれの医師が自分の能力の範囲でそれを埋めて，現在に至っています。ですから，今日までにかなり文章が変化し，それにつれて診断法も治療法も変革があったと想像されますので，"証"に関する概念や取り扱い，あるいは診断や治療への応用の仕方も時代を経て少しずつ変化しているのだろうと思われます。わが国で漢方を実践する医師の多くが成書として一通り目を通す古典に「傷寒論」と「金匱要略」という書物があります。その書物の内容に"医学"としての一定の形を読み取ることができます。

これらは誠に古い書物ですが紀元3世紀頃には立派に編集されていたと考えられており，そのうちの「傷寒論」に本書のテーマである"証"という言葉が登場しています。古代中国医学において"証"をどのような感覚で捉えていたかがわかります。たとえば「**太陽病，外証未だ解せず，下すべからず**」や「**陽明病，外証いかん。答えて曰く，身熱汗自ら出で，悪寒せず，反って悪熱する也**」という記述があります。この記述からみると，傷寒病の初期症状を意味するものとして外証という言葉を用いているのみならず，身体浅表部を表す病態，病状としても用いています。このことから古代の中国では，"証"は症状や病態，病状を表現する際に用いられていたのではないかと推測できます。現在の漢方医学では外証という言葉は一般的には使用する機会は減っていますが，"証"はさらに広い意味を持つようになっているようです。また，傷寒論のほかの部分には「**傷寒五六日，嘔して発熱する者は柴胡湯の証具わる，而して他薬を以って之を下し，柴胡の証なお在る者は，また，柴胡湯を与う**」という記述もあります。そこには，柴胡証とか柴胡湯証というような生薬証や方剤証とも呼べる"証"が登場しています。このことから，古代から柴胡という生薬にぴったりの"証"があることや柴胡湯という方剤が適合する病態や症状というものがあることを医師たちは見出していたことがわかります。それらも"証"という概念に加えられており，こうしてみると，古代中国医学ではさまざまな角度から病者を眺め，病気の性質や病態を表す際に，"証"を便利なツールとして用いていたのではないかと考えられます[1]。"証"を結構便利な概念として病気の診断や治療に用いていたことと"証"の科学的な解明への取り組みが医学体系の性質上困難であり，最近ようやく着手されたものの相当の時間を要していることが，時を経て"証"は難しいという観念を作り上げてしまったのかもしれないという感想を抱かざるを得ません。

傷寒論には上記以外にも"証"に関する記述がいくつかあります。"証"は人の体質や病気への抵抗力を表現する際にも用いられています。病態や病気の性質だけではないところに用いられるのでややこしくなるわけです。「**汗を発っして後，悪寒する者は虚するが故也。悪寒せず，但熱する者は実する也，当に胃気を和すべし，調胃承気湯を与う**」という記述があります。この条文は，感冒の際に悪寒はないがむんむんと体が熱いのは実証であるから調胃承気湯がよいという意味ですが，この条文に虚実という"証"が入っています。虚実は基本的には人体の正気の量と病邪への抵抗力というものを判断するものさしです。たとえば実証の人が病気になった場合，勢いがある病邪と多量の正気の闘争が起こるために症状は激しくなり，熱も高熱で，夜中じゅううなされるような，すぐに病院へ連れて行かなければ心配で見ていられないという症状がでます。幼児の感冒によくみられる臨床像です。逆に虚証は元来の正気の量がさほど多くなく，そこに病邪が侵入してもあまり盛大に争いが起きません。そのため患者の苦しさは少なくないけれども表面的な症状はおとなしいわけです。すぐに病院に連れて行かなければという気がおきないのです。しかし知らぬうちに重大な局面に差し掛かっているという事態を招くことがあります。高齢者の肺炎によくみられるケースです。虚実"証"は健康状態なのか病気状態なのかにかかわらず，個々人それぞれの人体の状況，体質というものを説明するものと解釈できますが，これが病状や病気のステージを説明する"証"と一緒に用いられるため，どんどん"証"は難しくなるのです。漢方に足を踏み入れたら誰もが"証"を理解する努力はしますが，ほぼ例外なく一度挫折します。すでにその状況になっている読者もおられると想像しますがご安心ください。

　"証"は漢方理論を構築する要素の中でもたいへん重要な位置を占めるものですので，私の考えている漢方理論について少しだけ述べさ

序にかえて　～証と親しくなろう

せていただきます。私は，医師として仕事を始めて15年ほどの頃，必要にかられてどうしても漢方というものの勉強をしなければならなくなりました。そこで思い切って漢方の医学講演を聴きにいきました。最初に漢方の基礎理論の講義を聴講した感想ですが，それは私の全く知らない世界だと知ったことと，西洋医学を学んで医師免許を持っていることが漢方を理解するために何の役にも立たないと感じたことでした。私は正式な哲学書はほとんど読んだ経験がありませんが，ヴィトゲンシュタインやマラルメの哲学理論のほうが理解できるような気がしました。

　漢方医学はその根底に中国古代の思想である「陰陽五行論」があります。中国の世界観とか人生観とかさまざまな事象を解釈する時に，この「陰陽五行論」が持ち出されます。自然界の諸処の構造，性質や現象等の成り立ち，ありかたや方則に対する認識であり，概念や物質の属性，相互関係も説明するものです。これが人体や病気を扱う医療の根本的な概念に導入してよいものかどうか私には答えられませんが，漢方医療ではこれを「五臓六腑」として取り入れ，人の構造を5つの要素で説明しています。西洋医学で生理，解剖，生化学の基礎医学を学び，病理や臨床で人体の構造や機能を学んだ私にはこれを受け入れるのには時間がかかりました。今でも大きな抵抗を覚えており，「五臓六腑」で目の前の患者の病態を理解したとしても頭の隅に疑問符をかかえながらの日常です。なぜなら，表現の良し悪しは別として，男女同権の世に，男を「陽」，女を「陰」として捉えるような考え方を無理やりしなければならないからです。漢方には通常，陽虚や陰虚，あるいは陽盛とかの病態を読み，身体の中での陰と陽のバランスを整える治療をすることで健康を回復させるというような考え方があります。頭ではなんとなくイメージは沸きますが，科学としての医療でそんなふうに人体の現象を扱っていいのかといつも悩みます。

五臓の肝には感情の調節や謀慮の機能があるとするわけです。これもなんだか哲学とか人文学領域の解釈のようですが，人の病気や病態を深く考えると，いかにもそうだと思える部分があるのも事実です。父性と母性の違いは，学理的証明はないものの感覚的には絶対に存在すると思えるものですから。ですから，科学的な頭とは別に，病気の性格や病態をじっくり観察し，整理してみると，「陰陽」や「五臓六腑」という概念でしっくりくる，腑に落ちるところがあるなぁと考えている頭があることに気付いてしまいます。そういうところが，科学に加味されているのが漢方ですので，漢方理論というのは一概に科学的なリサーチだけでは解明できないのでしょう。一応「陰陽五行論」とか"証"という概念でこころの状況や，身体の不調への説明をし，病気の治療を行っていたわけですから，人の感性というのは科学を超えるものがあるようにも思えます。

　このように漢方理論というのは科学とそれ以外の要素をうまく組み合わせて構築されています。それ以外の部分を今は「アート」と呼びますが，現在の私たちの科学レベルのはるか上位に漢方理論は位置していると思えます。そこで"証"を含めて現時点で，漢方理論の全貌を科学的に説明するのは困難だと結論づけられます。私たちがそれを理解し，納得できるためには数段階上位への科学的水準の高まりを待ちましょう。おそらく，鉄腕アトムが庶民の生活に馴染む程度の科学の発展がないと本当の意味での，私たちが安心できるレベルでの「よくわかった」はないと感じます。

　漢方理論についての私見をまとめます。長い歴史をかけて築かれた漢方医学の体系を，一旦すべて肯定的に受け入れ，その理論を軸として上手に実践的に活用することが望まれます。漢方は科学ですので，いずれその理論や診断法等も科学的に正当性が証明されるでしょうが，その解明には生命科学の研究に携わる全員が常に努力すべきです。

序にかえて　～証と親しくなろう

　理解が難しい"証"に関しても同じスタンスに立ちましょう。

　本書は，"証"の入門書として，誰が読んでもそれなりに理解していただけるよう最大限の工夫をしながら執筆しています。逆に言えば専門的過ぎる表現を避け，漢方医学の理屈は内容の展開に取り入れていません。また，"証"は漢方医一人ひとりが独特の輪郭で，あるいは色で理解していますから，現在指導を受けている上級医師とは異なる意見を本書に見つける読者もおられるでしょう。"証"の本体やその活用の仕方に今のところ正解はありません。そのことを踏まえて"証"を取り入れた漢方を実践していただくようお願いします。内容の展開上，難しい漢方用語を使用せざるを得ない所もありますが，そういう専門用語が出てきたとしてもそこはとりあえず読み飛ばしておいて，将来わかるようになったら再度読んでいただければ幸いです。

　一人でも多くの医師が漢方医療を修得し，正しく実践できるための手助けとして本書を活用していただくことを希望します。そして，現状の医療に満足できず，不安で過ごしている病者を救うことができる本物の「臨床力」を有する癒し人の誕生に期待します。

　最後になりましたが，本書の執筆の機会を与えていただき，遅筆にもかかわらず暖かく見守っていただいた上，編集，校正に助言をいただいた洋學社の吉田収一氏に深甚な謝意を申し上げます。

2016年10月
仲秋の澄み渡る空を眺めて
後山　尚久

目　次

序にかえて　〜証と親しくなろう

第1章　"証"のアウトライン ───── 1
1. まず読んでほしい ················ 3
2. "証"への取り組み ················ 5
3. 全体"証"と部分"証" ··············· 11
4. "証"のおおまかなイメージ ·········· 12

第2章　"証"の代表〜八綱 ───── 15
1. 虚実，寒熱という証 ··············· 18
    1）虚実証　18
    2）寒熱証　19
    3）表裏証　22
2. 陰陽という証 ···················· 24
3. 弁証から随証治之，弁証論治 ······· 27

第3章　身体"証" ───── 29
1. 脈証 ··························· 32
    1）浮脈，沈脈　36
    2）数脈（さくみゃく），遅脈　36
    3）実脈と虚脈　36
    4）大脈（洪脈）と細脈　36
    5）結脈，代脈　37
        滑脈と渋脈　37
        弦脈　38
2. 舌証 ··························· 38
    1）舌質：性状と色調　39
    2）舌苔　39

3．腹証 ·· 44
　1）腹力　51
　2）腹皮拘急　52
　3）胸脇苦満　52
　4）心下痞硬　53
　5）臍傍圧痛　53
　6）臍上悸，臍下悸　53
　7）小腹急結　54
　8）臍下不仁　54
　9）心下振水音（胃内停水音）　55

第4章　生薬"証"もしくは味薬"証"，方剤"証" ─── 57
1．生薬"証"とは ·· 59
2．主な生薬"証" ·· 61
　1）柴胡証　61
　2）人参証　61
　3）葛根（湯）証　62
　4）桂枝（湯）証　63
　5）牡蠣（竜骨）証　64
　6）当帰（川芎）証　65
　7）厚朴証　65
　8）茯苓証　66
　9）半夏証　67
　10）黄芩証　67
　11）地黄証　68
　12）乾姜証　69
　13）白朮証　69

第5章　実際の臨床での"証"の活用 ─── 73
1．"証"をどのように日常診療に組み込むのか ············ 75
2．"証"の診かた入門 ·· 79

3. 覚えておきたい "証" 雑学 80
　1) 月経不順の "証"　80
　2) 潜証　81
　3) 一貫堂医学　臓毒証，解毒証　82
　4) 気血水と "証"　83
4. じっくり取り組むべき "証" の学習 84
5. 証の実態の不明瞭さと解明への期待 86

文　　献 ———————————————————— 89
索　　引 ———————————————————— 91

第1章
"証"のアウトライン

1 まず読んで欲しい

　医師は漢方医学に興味をいだいて自分なりに少し勉強してみても，すぐに診療で使いこなせるようにはならないと思ってください。研修医が毎日外来や病棟で採血と点滴の実地をして1カ月後にはそこそこできるようになるのとは次元の違う問題だと思ってください。運動の世界でも同じことで，「陸上競技」という大きなくくりで言いますと，100m走のオリンピック代表選手が中距離走やマラソン，はたまたハンマー投げなどの競技をちょこっと練習してもまるで通用しないのです。わが岡山県人の誇りである，かつての女子100m走のスペシャリスト人見絹枝さんのようにいきなり800m走で5輪メダリストになれたのは例外中の例外でしょう。医学生時代に優秀な成績であっても，西洋医学の専門領域で肩書きもあり，学会活動でも名前が売れていても，2〜3カ月のちょろっとした漢方の勉強だけでは患者の苦しい症状を緩和してあげることは不可能です。何種類もの症状を訴える不定愁訴の女性患者などは，まったく太刀打できないでしょう。

　漢方薬は，薬物の質として何種類かの生薬の複合薬ですので，単一合成品が多くを占める西洋薬とは大きく認識を変える必要がありますし，西洋医学では基本的には重視しない「証」という概念が臨床に組み込まれてきます。その上，漢方は「複雑系現象」への対応を考えて体系化された医療なので，医師にとって西洋医学のように一本の道筋から病態や症状発現の解析，その治療のための方策の決定への思考プロセスの構築がやりにくいのです。それらを理解し，考えを組み立てていくには，まったく新たな視点からの概念やカテゴリーを導入する必要があるのです。それが"証"という概念を含んだ漢方理論です。現時点での地球上での未熟な科学体系しか知らないことに目をつぶり

ながら「漢方はうさんくさいぞ」とか,「いいかげんな医療だ」とか,科学者と自負する医師が発言する機会に遭遇しますが仕方ないことかも知れません。

　いうまでもなく人の生命活動や病気は「複雑系」です。読者や著者の私が医学生の頃から一貫して学んで実際に行っている西洋医学(ドイツ医学)は,ほとんど線系概念を果てしなく追い求める医学体系です。すなわち,人間を精神と肉体に分け,臓器別に(あるいは専門科として)病気を考え,また病気を形成する病態を細かく区分して,それぞれの病態に特徴的な物質の動きを見つけて,それを修復する医学はなかなか複雑系の病気に適合しないのです。たとえば,循環器内科専門医は血圧の調節や心電図異常には限りなく力を発揮するが,高血圧で通院する患者さんが,肩こりや背中の灼熱感を訴えても,素人以下の助言しかできず治療できないことがあります。"証"という観点からみれば,その高血圧の患者さんは基本的に瘀血証で熱証のため,複雑系病態の一つの表現型として高血圧症になっているのかも知れません。漢方医学では症状を出している病態をまるごと説明するため"証"という概念を臨床に持ち込むわけです。高血圧,肩こり,背中の灼熱感を症状として持っている病者としての扱いになります。こういう姿勢は,いま脚光を浴びている「全人医療」に通じるものでしょうが,漢方医学での考え方の軸でもあります(図1)。

　漢方には「心身一如」,「随証治之」という言葉があります。健康人が身体機能のわずかなほころびや傷から病態と呼ばれる異常環境ができ,それが発展して診断できるような「病気」となる際の根底に,人の体質(臓器それぞれの強さ,弱さ)や生活習慣の歪み,心身の相関,異常環境への抵抗力の違いがみられます。あるいは病気が治っていくプロセスにも異常の修復力や健康への回復力の違いがみられます。これらの違いは"証"として扱われるさまざまな精神,身体特徴の個人

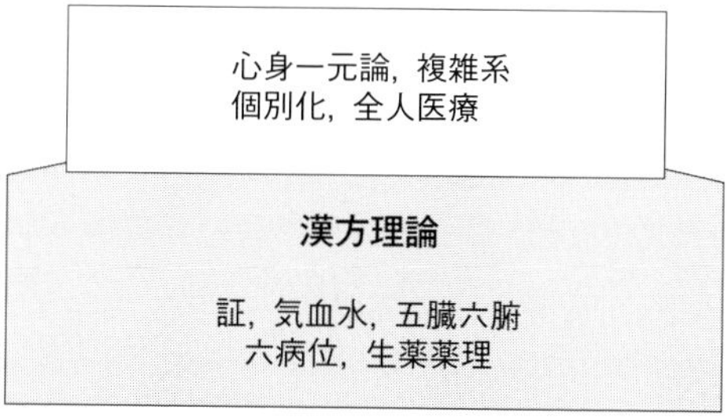

```
┌─────────────────────────┐
│  心身一元論，複雑系      │
│  個別化，全人医療        │
└─────────────────────────┘
┌───────────────────────────────┐
│        漢方理論               │
│                               │
│   証，気血水，五臓六腑        │
│   六病位，生薬薬理            │
└───────────────────────────────┘
```

図1　漢方医学 考え方の軸

差によるものと理解されます。

　美術の世界で言えば，同じ風景を描いても絵筆のタッチや画風で異なった印象の作品が生まれるようなものと言えましょう。晩年のピカソとルオー，モネの作品をみれば一目瞭然です。また音楽の世界でも同じことが言えます。子守唄一つとってもシューベルトとモーツァルトでは大きく異なった作品ですし，「野ばら」でもウェルナーとシューベルトの作品は趣が違います。あえて言えば音楽の"証"だと思います。

　こういうのを"証"とし，病気の味を表現したと理解すれば，なんとなく"証"の顔がみえてくると思います。

2　"証"への取り組み

　"証"は目に見えるものではなく，画像でも捉えることができず，数値で規定されるものでもありません。"証"こそ漢方医学そのものであるという考え方もあるでしょう。ですから医師個人の知識の深さや経験の量にその基準が左右されるものであり，それでもよいという

第1章 "証"のアウトライン

　意見もあります．一方，西洋医学の観点からは"証"は概念であり，あいまいなものであるため，診断基準や治療指針とならないと考える医師が多いのも事実です．この視点に立てば漢方は自分の診療に取り入れても，あえて"証"を学ぶ必要はないと言えるでしょう．この"証"というものが足枷となって漢方医療に本格的に足を踏み入れられない，あるいは何となく数種類の漢方薬を必要に迫られて処方しているが，確固たる方向性がなく，漢方診療のステップアップに苦しんでいるという医師も少なくないでしょう．

　著者からの助言です．"証"は真正面から正直にぶつかるような姿勢で勉強しないほうがよいと思います．書物から"証"を理解しようとするのは無駄骨ではないかというのが私の経験から得られた結論です．また，医学部に入学した瞬間から徹底的に教え込まれた要素還元論的思考パターンではどうしても理解することができない概念です．漢方医学のような実践学は，まず医師が患者の治療にとことん苦しみ，それを解決するためにいろいろな方向から患者を眺め，病態を何とかして説明できるようにするために，漢方理論を持ち込んで考えます．西洋医学では解決できなさそうな病態を虚実や寒熱の別とか，気血水概念ではどの異常なのかとか，五臓六腑論で説明できないかとか，です．このような作業を繰り返すうちに漢方理論がわかるようになり，診断学も身についていくわけです．「術から学へ」ということです．格好よく言えば，自然科学の中でも漢方は「実学」の代表のようなものでしょう．古方派の初期の医師である後藤艮山という人は，漢方は「術なくして学なし」とか「空理空論を廃す」と書き残しています．漢方医学を西洋医学の学び方のように座学からとか理論や定理からとかの方向性で学ぼうとすることが挫折の原因となって漢方治療を断念された医師も少なくないようです．

　まず，どんな西洋医学的な治療法を駆使しても改善しなかった症状

が，漢方薬を服用してもらったら消失したことを謙虚に認める姿勢が，曲がりなりにも医学者ならば必要だと思います。漢方薬の服用で病気が治ったのならば，私たちがまだ知らない治癒機転が身体の中で起きていると考えるのが科学者です。その事実を解明，理解するために新たな視点からの概念やカテゴリーで分析してみるというやわらかい思考感覚を持ち，そこで"証"という概念で考えてみるのです。自分たちの科学レベルをはるかに越えることが漢方の世界にはあり，これから少しずつ新しい研究技法の開発とその応用により漢方医療の全貌を解明する努力がなされるでしょう。ですから，"証"を理解するのは大変なことであり，私たちの知っている科学知識の範疇では取り扱いはできない「やっかいもの」だと思います。

　とにかく，"証"の実像はいまだに現代の科学ではよくわからないため，理論とか定理から学ぼうとする姿勢は捨てたほうが賢い選択だと思います。"証"を代表とする漢方の理論や治療体系は，膨大な数の治療症例に根ざした，偉大な医師たちの長年の経験則と鋭い観察眼，さらに徹底的な意見交換から生まれたものといってもいいでしょう。ですから，その根底には臨床経験の緻密な考察や，検証，多くの取捨選択があります。すなわち，臨床と合致しない理論は捨てられ，治療に使えない考え方も消えてきたと思われますので，漢方理論にはいわゆる「机上の空論」というものがないと思われます。膨大な臨床エビデンスに支えられた実質的な臨床医学であり，そのプロセスで"証"の概念が生まれてきたことを斟酌すると"証"というものは実際の病者の医療に使えるということです。切り捨てられなかった実学の漢方理論と言えます。

　漢方の歴史において，研究対象はすべて人であり，細胞や実験動物で薬物効果を試されていない状況で体系化されていったため，残念ながら，現在，西洋医学的な範疇での学理的証明が追いついていません。

第1章 "証"のアウトライン

西洋医学で言うところの科学的根拠（エビデンス）に乏しい分野と理解されています。研究対象がすべて人であったことが"証"の概念を生んだ反面，"証"には西洋医学の土俵に乗せられるエビデンスと呼べるようなものがありません。これは著者だけの意見ですが，おそらく科学のレベルがどんなに発達しても人の身体の仕組み，病気の姿を正確に捉えることは不可能であるのと同様に，いつまでたっても満足できる西洋医学的見地からのエビデンスは漢方では得られないのではないでしょうか。"証"というものもそういう高次元レベルの概念かもしれないと著者は思います。

病気を治すということに主眼を置いた漢方では，医師のプロフェッショナリズムとしての感性や直感を磨くことにより，病気の形を診断でき，治療できるような体系を作ってきたといえるでしょう。著者は，とにかく患者さんをよく観察し，病気の人の，「内なる身体の声」が聴こえるように臨床現場で医術の訓練をし続けているのですが，"証"を診断することはこの「内なる身体の声」を聴き，それを分析することになるかも知れません。

現在，大学病院などの研究機関に所属している読者諸氏にはわかってもらえないところがあるかも知れませんが，19世紀のフランスの哲学者のアンリ・ベルグソンは「人の直感は科学よりも上位にある」と著述しています。この直感は，ウイリアム・オスラーが強調する「アート」という言葉でも表現されるもので，要するに漢方の"証"を医学の中の「アート」と位置づけて，臨床現場では医師の感性を含めた概念と呼ぶこともできるのではないかと考えています。

"証"の理解には臨床への真摯な態度と積極的な取り組みが必要です。まず，"証"の勉強は，最初に専門書を読まないことから始めてください。では，書物での勉強はどうするのかというと，一般向けの雑誌の漢方医学特集とか，家庭医学のコーナーにある一般向けの漢方

指南書のようなものが適当です。そんなものを読むのは医師としての自分の沽券にかかわると感じてはいけません。はっきり言わせていただくと，そういう書物も医師向けの情報誌に匹敵するほど結構内容豊かです。漢方の特集の際には，ほんのちょっとでも"証"や虚実，気血水などの漢方理論に触れてあります。その触れ方は一般の読者向けですから，大変わかりやすい記述になっています。あまり専門用語を使わずに専門的な理論を，一般人が理解できるように説明することは，専門家にとって大変骨が折れる作業だということは，経験した人ならわかります。もしかするとそういう雑誌の"証"の説明がストンと頭に入り，ひとまず"証"という概念へのもやもやした感覚がなくなる可能性もあります。さらに，強いて言えばどんな立派な肩書きのある医師，医学者でも，漢方医学の分野では誰でも最初は素人さんです。いきなり難しい漢方理論書や傷寒論，金匱要略の原典などを読んで"証"の理解に挑戦しようとすると，最初の意気込みはすぐに木っ端微塵に砕かれるでしょう。とても感心する姿勢ですが，もう二度と漢方なんか勉強しないぞという，一番避けて欲しい結末になってしまうかも知れないのです。"証"の理解は漢方医療を実践して10年ほどの時間をかけてその経過中に適切に専門書を紐解きながらやっていくとよいでしょう。

　漢方は治療医学であり，まずは実践であることを肝に銘じて，読者諸氏がいま持っている診察技量と知識でとにかく漢方薬を処方してみてほしい。現在の自分の臨床力を信じるしかないのですが効果があったならば，なぜ効いたのか，どこに効いたのか，漢方医学の方向性からも西洋医学の方向性からも考察してみてほしいのです。そこには必ず理由があり，良好な随証療法が存在します。読者諸氏は，知らず知らずのうちに随証療法をやっていたわけです。その考察は決して空理空論に終わることはありません。なぜならば，読者が苦心苦慮して漢

方薬を処方した目の前の患者さんに効果があった，あるいはなかったという厳然たる事実があるからです．効果がなかったならば，目の前の患者さんは処方した漢方薬が有効な"証"ではないという証拠となり，そのことも将来の"証"診断の勉強になります（表1）．

表1 "証"への取り組み

1. "証"は真正面から勉強しない
2. 臨床実践から病態把握の方策として"証"を用いる
3. "証"診断には医師のプロフェッショナリズムとしての感性や直感も重要
4. 真摯な臨床姿勢
5. 漢方処方の効果ありは知らず知らずのうちに随証療法
6. 治療終了後にじっくりと結果論としての"証"診断を実施

臨床医として，患者さんの治療に成功したという事実から漢方診療の理論と実際臨床は築きあげられますから一歩一歩前を向いて進み，一例一例を大切にしてほしいと思います．平均値はある意味あまり重要ではないのです．学会や論文で発表されているような推計学的処理は，目の前のその患者さんの治療成績として使えるかというと意味をなさないことが多いのです．実際の医療現場は，医師の臨床力のコンテストではなく，患者さんの健康回復の場なのです．治せた病者にも治せなくて困っている病者にも，"証"はあります．ですから日頃から病者をよく観察し，よく触り，必要な所見はすべて記録しておきましょう．漢方処方とその病者の観察記録をよくつき合わせて，治療終了後でも構いませんからじっくりと結果論としての"証"診断をしてみましょう．これはある意味，大変な財産となります．明日の初診患

者の"証"診断に活かせるものです。そういうことができる医師は「臨床力」のある「治せる医師」だと私は思います。

3 全体"証"と部分"証"

著者は"証"のうち身体の証を全体証と部分証に大きく分けて思考の整理をするようにしています。有名な虚証や実証は身体機能全体の特徴を示すものなので全体証です。寒熱とかあるいは湿や乾証というものも全体証とします。

漢方診療の際の「八綱弁証」という弁証は，この全体証を決めるために行います。八綱は虚実寒熱表裏とその総合形としての陰陽で，この3次元の空間のどこに病者の"証"が位置しているかを示しているものであり，また漢方薬の位置もそれに従います（**図2**）。たとえば当帰芍薬散という漢方は，裏寒虚証で，慢性症状としての冷えや消化器症状のある裏証が適応となる場合が多いので，その適応証と漢方の位置は図2でいえば左下奥の隅っこになるということです。全体証は3次元でイメージして下さい。

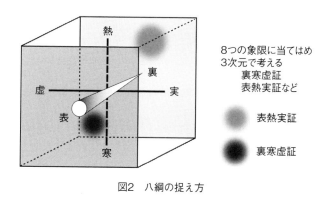

図2　八綱の捉え方

4 証のおおまかなイメージ

"証"は人をいろいろな見方をして得た情報を整理した総合的な判断で決定されますので、なかなか一言で表現できる概念ではないことはここまで読み進めていただいておわかりでしょうか。ただ、なにやら複雑なものだといって、漠然としたイメージだけ持ってしまうと臨床応用ができないことになります。そこで、自分なりのおおまかなイメージを持っていただくことをお勧めします。

日常診療に漢方をうまく取り入れて、良好な臨床成果を挙げておられる医師の多くが異口同音に口にするのが「漢方は木の枝や林を見るだけでなく、森を見る医療だ」という言葉です。大きな森に踏み込んでみましょう。そこには楢の木があり、山ツツジがあると思うと、少し先には赤松が密生しています。そしてもう少し先に行くと橡の木の林があってどんぐりが落ちています。その間に上を見上げるとアケビがたわわに実っているのを見つけました。道の向こうには竹林もあり、よく見ると真っ直ぐにそそり立つヒノキの林がすぐそばにありました。枝だけ見ると真横に伸びていたり、斜め上に向いていたり、逆に垂れ下がっていたり、木の種類によってまちまちです。一方、木の根っこに目を移すと、落葉樹の葉っぱが一面を覆っていれば、苔むした絨毯の地面だったり、木肌を見れば茶色や黄色やまだら模様や、ごつごつだったりつるつるだったりします。

木の種類を判断したり、枝ぶり、葉っぱや木肌の色、または林の地面の状態を見分けたりすることがあらゆる角度からの"証"の見方と思ってください。それによって見つけるのは枝の性状でも幹の状態でもなく、またどんな木の林かでもありません。森の全体像です。そして森が全体として健康であるか、どこかに問題をかかえているかを見

出すのです。そのようなアプローチが"証"診断(弁証)であり，漢方の姿なのです。

　"証"のおおまかなイメージはそういうものと思ってください。そうすれば人が森に見えてきますし，"証"診断が楽しくなります。一段高い漢方医になると，人は"小さな宇宙"に見えるそうです。ぜひ"証"診断技量を高めてその段階まで駆け上ってください。

　難しい"証"の理解はもう結構という読者はこれ以上読み進める必要はありません。第一章の"証"のアウトラインを読んでいただき，実際の臨床で漢方治療を行ってください。その途中で"証"診断の必要性に迫られたら次章から先をお読みください。

第2章
"証"の代表〜八綱

漢方では病気を単一の臓器の故障というよりもそれによって身体全体にさまざまな症状を発生する症候群として捉えてきました。その症候群を何らかのくくりで説明，理解するために統合的な知として"証"というものが生まれました。女性の更年期障害を例にとって具体的に考えてみましょう。病名は更年期障害ですが，ほてりやいらいらがあり，不眠を訴えて，時折カーッとして不安感に苛まれ，日常生活がままならないとします。声は小さいのですが，なかなかしっかりと症状を医師に話します。腹の力は比較的あり，右肋骨弓下を押さえると苦しみます。脈を診るとしっかりした緊張があります。症候群としてこの女性を診断するには，さまざまな所見を統合して，全体像を作る必要があります。この全体像を上手に示すものが漢方では"証"であり，このような女性を診療するには"証"の把握からはじめなければなりません。この女性は虚証なのか実証なのかはっきりしません。中間証とします。寒熱の区別としては熱証でしょう。右肋骨弓下を押さえると苦しむ所見から柴胡証と思われます。また，下腹部に一部圧痛を覚える箇所もあり瘀血証もあると思われます。いらいら，不眠，カーッとすることから気逆病態と読めます。そうすると，「中間証で熱証，柴胡証，瘀血証で気逆を中心とする病態」の症候群ではないかということになります。"証"を診断すると方証相対で薬方を選びますが，この女性の場合は素直に考えると加味逍遙散ということになります。さらに言うと，上記のような症状を訴え，漢方診察所見が認められるものを「加味逍遙散証」としてもよいと思います。

　漢方では"証"は体質や病態の評価とともに方剤の選択と直結するものでもあり，かなりの比率で診断の根拠を提供し，治療法を決定づけることになります。ですから医師の主観的な感覚ではなく，できるだけ客観的な所見を"証"診断に用いてください。

1 虚実，寒熱という証

　全体証は虚実・寒熱・表裏で表され，それを統合する陰陽という概念が用いられます。これにより"証"を診断することを八綱弁証といいます。人の病気がどの状態にあるのかをベクトルとして示す指標が八綱であり，三次元の立方体や球形の世界を思い描いてください。それぞれを専門的に解説すると大変難しくなりますので，噛み砕いてアウトラインだけ説明します。

1）虚実証

　虚実は，病邪へのホストの抵抗力や病邪と戦う予備力を表す指標です。見かけがなよなよしているとか，がっちりしているとか，怖そうな外見や痩せているとかをいうわけではありません。実証は病気を発症した場合に反応性が大きい，過剰反応をしやすい状況と思えば間違いがありません。たとえば風邪をひくと盛大に発熱します。よく熱を出す子供はほぼ実証として扱いますが，虚証の大人の場合は知らぬうちに病気に罹患していることがあり，なんとなく風邪みたいな体調が4～5日続いて鼻水が続き，症状が乏しいけれども風邪だったということがあります。いわゆる「元気がない」感じ，ドンと押されるとすぐに倒れそうなムードが漂うのが虚証です。存在感もあまりありません。虚実は決して体格の良さや運動能力の差で区別できるものではないのです（表2）。そこで，自分としては何を目安に虚実を判定するのかを決めておきましょう。漢方四診のうちでは問診と視診が重要となります。歩き方や姿勢，そして話し方や語気が参考になります。

　虚実の判定は明確にできるものではありませんので，たとえば「53：47で虚証」というような場合が実臨床ではよくみられます。どちらと

もつかない場合には「中間証」としてもよいというルールが漢方にはありますので，迷いが大きかったらそうしてください。また，虚実の判定ができなければ処方ができないことはありません。そして虚証向きの漢方薬を実証に，実証向きの漢方薬を虚証に投与することもよくありますので，強く虚実弁証に拘らなくてもよいと思われます。

表2　虚実証の見分けかたのうち実臨床で用いやすいもの

	実　証	虚　証
語り方,声の調子	力があり，腹から声がでている 聞き取りやすい	喉で喋り，力がない 聞き取りにくい，ぼそぼそと喋る
眼の力	強い，威圧感がある	力がない感じを受ける
姿勢	張りがあり，筋力が充実している 堂々としている感じ	下向き加減になり，張りがない やや心配な感じ
歩き方	めりはりがあり足音が明瞭 どちらかというと早足 存在感がある歩き方	歩いても音がしない 遠慮がちな印象
存在感	部屋に入ってくると遠くからでも察知できる そばにいると存在感がある	いつきたのかわからない 存在感が薄い
症状	激しい 典型的な症状がでる	弱いが長く続く いつの間にか病気に罹患

2）寒熱証

寒熱証の診断は，症状だけではわからず，また触っただけでも判別できないものです。熱ければ熱証，寒ければ寒証というわけではありません。わかりやすい例をあげましょう。風邪をひいて発熱します。体温は38度あるでしょうが，寒気（悪寒）がすることがあるでしょう。

これは熱証なのか，寒証なのか，判断がつきません。また，夏になると誰でも身体に熱がこもるし，冬季は当然のように四肢は冷えます。だから，ただ暑（熱）い，ほてる，寒い，冷えるだけでは寒証，熱証は診断できないのです。

　覚えておいてください。寒熱証として診断できることの基本は，"寒熱が身体に悪く作用している状況"に対してのみです。言い換えれば熱い身体の病態が症状を出現させるものを熱証，体調の悪さを感じた時に冷え（寒さ）が内部から悪さをしているならば寒証とするのが正しいと思ってください。夏の暑い日，だらだら汗が出て，身体が熱くほてって，エアコンに入るとすっきりするというのは自然の身体の反応です。発汗して熱を外に出し，体温を下げようとする正常な身体の機能の発現ですので，熱証ではありません。風邪ひきの初期，身体に入り込んだウイルスを駆逐するために身体は発熱します。発熱度合いが足りなければ悪寒を起こしてさらに熱を上げます。これは正常な抗病反応ですので，そのことが病態を形成するものではありません。すなわち，生理的な身体の機能の行使による熱感や冷える感覚等は"証"の領域では論じません。寒熱証の診断の際にはこの点を明確にしておいてください。

　本物の寒証では，外の寒さが同じなのに，四肢が冷えている場合だけ顔面が紅潮し動悸がするが，温湯で温めると症状は軽減するということがあります。それは，寒邪が身体に悪さをして病態を形成しているからです。寒証の方は冷えること自体がさまざまな心身不調を引き起こすので，普段から温補剤の服用をしておくことが未病対策となります。また，足湯や足温器が健康維持の方策となります。38度〜41度程度のお風呂にゆっくりと浸かる習慣もいいでしょう。赤ら顔とか青白く透き通る肌とかで寒熱の「証」は区別できないことがわかっていただけたかと思います（**表3**）。

表3 寒熱証の見分けかたのうち実臨床で用いやすいもの

	熱　証	寒　証
症状発現様式 基本的体調	基本的に上半身がのぼせ，手がほてる 下半身は比較的冷える 身体の奥に熱を感じると体調悪化	秋口から愁訴が増える 四肢が冷えると体調が悪い 下半身を暖めると1日頑張れる
顔色，性状	紅潮気味，頬が熱い	青白く，頬が冷たい
尿性状	尿回数や尿量が少なく，黄色尿	尿回数や尿量が多く，色がうすい
便性状	便秘がち	下痢，軟便ぎみ
月経（女性）	比較的月経痛あり，月経量多い	月経は楽，月経量少ない
嗜好	冷たい料理や飲み物を好む 温泉には長く浸かれない 露天風呂にさっと入って出る	温かい食事を好む，鍋物が好き ゆっくりと温泉に浸かり長湯する 足湯が好き 湯船では首まで浸かる
習慣	エアコン温度を低めに設定 冬比較的薄着 冷水での洗顔，手洗いが気持ちよい	夏の乗り物内のエアコンが嫌い 夏でも重ね着 使い捨てカイロが欠かせない

　寒熱証の診断のためにはじっくりと漢方問診を行い，熱や寒が身体に存在する際に病態を形成するかどうかを聞くことが重要です．人は知らず知らずのうちに健康になろうとします．できるだけ動物として快適な時間を過ごそうとします．そのため未病を治療する行動を日常生活でついついやってしまっているのです．寒証の人は夏でも冷房を避けるか，28度ぐらいに設定しがちですし，涼しくなると早くから鍋物を食べたくなります．熱証は冬でも暖かい喫茶店でアイスコーヒーを所望しがちですし，四肢を冷水に浸して気持ちいいと感じます．そのような日常の癖を問診で聞き出してください．医師としてその技量を研磨することが寒熱証の正しい診断につながります．

3）表裏証

　表裏は，病邪の場所が体表にあるか，身体の奥に入り込んでいるかを示すもので，通常，急性熱性疾患の初期は表証，慢性病や不定愁訴は裏証とします。一般的には傷寒病や外感病の進行期を判断して適切な漢方薬を選ぶ場合に必要となる"証"です。簡単な言い方をすると，日常診療では「風邪症候群やインフルエンザの診療」の際にこの"証"概念を運用します。もっと簡単に言えば，「今が葛根湯や麻黄湯の処方をすべき時かどうか」という判断です。もちろん，それだけではありませんが，表裏証の診断価値はそういうところになるのです。

　表証とは病邪が身体の浅表部にある場合に"表証を呈している"という言い方をします。具体的には脈証での浮脈，舌証での舌苔薄白，症状での悪寒，咳嗽，発熱，鼻閉，頭痛等です。悪寒は表証の最も典型的な症状です。そしてこれはそのまま風邪ひきの初期の葛根湯処方のゴールデンタイムの"証"となることがわかっていただけると思います。逆に言えば，病邪が裏に入ってしまえば葛根湯は100ｇ服用しても効果はありません。風邪をひいて葛根湯を飲んだのにあまり効かなかったという話を聞きますが，つるーっと鼻水が出て食欲がわかなくなった裏証では効く訳がありません。当たり前なのです。

　裏証は病邪が身体の深い部位（裏）に入り込んでしまった時の状態を言います。脈証での沈数，舌証での舌黄乾です。症状としては高熱，潮熱，口渇，小便間隔短，あるいは量減少，大便性状変化（便秘がち，もしくは下痢気味），そして腹部の張りです。わかりやすく言えば「悪寒がなくなった後の風邪状態」の時期です。熱があり，食欲がなく，アイスクリームぐらいしか食べたくなくなります。氷枕をして，うめきがでます（**表4**）。

　漢方診療の場でよく用いる用語に「半表半裏」があります。病邪がその辺（表と裏の中間地点）にある場合に"半表半裏証"としますが，

表4 臨床で使える外感病の表裏証の特徴

	表　証	裏　証
脈　証	浮, 数脈	沈, 遅脈
舌　証	舌苔薄白	舌苔黄乾
症　状	悪寒, 咳嗽, 発熱, 鼻閉, 頭痛 （*悪寒は最重要）	高熱, 潮熱, 口渇, 小便間隔短, あるいは量減少, 大便性状変化（便秘がち, もしくは下痢気味）, 腹部の張り

　それは胸郭の臓器に症状が現れてきている時期です。あるいは口の苦さ，喉の渇きを覚えたり，あるいはめまいや吐き気が目立つようになったり，あるいは胸が痞えて食欲がなくなったりします。小柴胡湯がぴったりの漢方となります。外感病の場合は治療は病邪との戦いと捉えますので，表裏という用語はいわゆる戦いの場がどこにあるかという意味にも使われるわけです。この場合の表裏"証"は戦いの場の座標といえます[2]。

　漢方では表裏証とは別に，身体の肌のあたりを表，深い部分，特に内臓を裏と呼びます。なんとなくそのあたりと認識してください。皮下組織や筋肉，関節などは表か裏かと問われると答えられませんので，明確な解剖所見と合致するわけではありません。表虚の状況（元来表肌の陽気不足があるため，自汗があり，悪寒してもすでに発汗もあるという状態）とか裏寒の病態（内臓の寒証で大小便の性状が悪くなり四肢や関節が冷え痛む）とか言いますが，これは証の一つですが，外感病の際の表裏証と区別して用いてください。髪の毛を触るとぞくっとするとか，皮膚の下辺りがぴくぴくして気になれば"表証"，下痢が始まるといつも体調が悪くなれば"裏証"というように認識してもらえばよいと思います。考えようによっては便利な使い方ができます。

2 陰陽という証

　陰陽という概念は古代中国の哲学理論の軸です。自然界の事物のすべてを認識する際のツールです。たとえば男性は陽，女性は陰とします。騒々しいことは陽，静寂は陰というような区分です。善悪，良悪，喜歓悲哀ということではなく事象や現象を陰陽としてその対立と統一，消長と転化という観点で人の心身状態を言い表そうとしているのです。ですから漢方"証"という領域でも当然のようにこの陰陽概念は持ち込まれています。すべてのものに陰陽の属性があるので，なかなか容易に理解が進みません。少なくとも"証"の陰陽と病理の陰陽（あるいは気の陰陽）は関係性を考えながらも区別して理解すべきです。

　虚実，寒熱，表裏証の組み合わせにより前述した図2のような三次元の"証"ができあがります。それにより人は，あるいは病態，病状は8つの象限のどこかに位置することになるのです。その立ち位置により総合的な陰陽が決まります。どちらかといえば陽証気味，あるいは陰証気味という感じです。陽証気味であればおそらく陰虚とか陽のエネルギー過剰（陽亢）という病態があるでしょうし，陰証気味であれば陰盛，陽虚や陽気衰退が起きていると考えます。

　漢方医学は「恒常性の医学」ですので，陰陽の綱引きによって生体の機能は行き過ぎやなまけ過ぎを修正して中庸な範囲での活動を行っているとみなします。その綱引きをいろいろな角度から眺めると，「陰陽互根」，「陰陽失調」，「陰陽消長」，「陰陽自和」，「陰陽乖戻（かいれい）」，「陰陽勝復」，そして「陰陽転化」という現象となります。何となく感性ではわかる気がしてきていませんか？　医学という自然科学と哲学やアートの混在する領域で，病気や病人を対象としてこの論理

を用いる場合には，相反する力のせめぎ合い，あるいは心と身体のバランスにおける両方向の力や状態と理解してもいいでしょう。それらの平衡状態が陰陽の安定（陰陽自和）と解釈され，健康状態を代弁します。

　実際の人体は，陰と陽は三つどもえ，四つどもえ，あるいはそれ以上のからみ合いとなっており，大変複雑な相互制御関係を持つ機能系の集合体です。見る角度や一部を引っ張り出して病態の解析をすると，陰証になったり陽証になったりすることも珍しくありません。人間の恒常性はこのような複雑系機構の中で陰陽が綱引きをしながら常に動きながら保たれているのです。一つの症状や病気の成り立ちにも，内分泌系，神経系，循環系，免疫系，代謝系などの一つひとつの機能が相互に連絡しあい，相互に影響しあっているので，それを単純に陰陽概念で説明することは不可能だと思われます。ですから，陰陽証はあくまでも病態のベクトルの診断とか，治療の方向性を判断する際のツール，たとえばものさしのようなものとして用いてください。道標とする場合でも，その矢印は反対方向に向いているわけでなく，角度が5度ほど違うだけという感覚が正しいのではないかと思われます。図3に示すように，実際の臨床応用としては55：45でどちらかというと陽証，53：47でどちらかというと陰証でよいかと思います。

　陰陽のバランスの良さが健康を形成し，陰陽がホメオスターシス（恒常性）と言葉を変えると，その調整は安定性ということかも知れません。

　この陰陽論は漢方薬が数種類以上の生薬を混ぜ合わせて構成される理由にもなっています。すなわち，構成生薬にはアクセル担当とブレーキ担当があり，さらにオイル担当の生薬が入れてあることもあるのです。生薬を陰陽で分けてお互いが調整し合うように組み合わされています。アクセルを強く踏み込んだままでは効果が強く出すぎる時

にはブレーキも踏まなければなりません[3]。

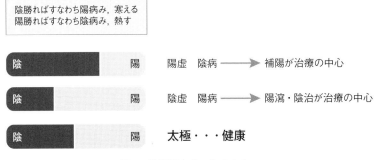

図3　陰陽証とその治療方向

　"証"の説明からは少し脱線しますが，陰陽論からは，陰と陽の両者の力のバランスをうまく保つことが，病気の治療の本質といえるでしょう。全年齢を通して不快な症状の代表ではあるが，あまり病気として認めてもらえない「のぼせ」と「冷え」という症状の成立がこの陰陽のバランスの乱れ（陰陽失調，陰陽乖戻）によって引き起こされる症状と考えると実にわかりやすいと思います。

　陽気が過剰となり，体内の陰がこれを制御できなくなってしまうと，ほてったり，のぼせたりする。これは陰虚の状態でも起きます。相対的に陽証となった「陰虚」では内熱が生じて微熱，手足心熱，盗汗という症状がでます。逆に陽気が不足したり陰盛の状態になると冷える（寒を生じる）わけです。この状態は相対的な陰証となった「陽虚」であり，疲れやすく，無力感を覚え，自汗気味となる。このことから，陽の状態が強いことによる症状であれば，過剰な陽を抑え，不足する陰を補うことが漢方治療の中心となるのです。

3 弁証から随証治之，弁証論治

　証に随って之を治せ（随証治之）が漢方治療学の原則です。漢方治療を行うには，医師は"証"をうまく診立てる能力を向上させ，その判断を治療に直接的に結実させることが臨床家としての努力目標ということになります。"証"は治療の手掛かりであり，ある江戸時代の漢方の大家は「証とは経験のことである。証拠である。病人にとっては"応"と呼び，医師にとっては"証"という」と述べています。また「いたずらに表面的に見えている症状のみにこだわって治療を施すのは私のいうところの法（医術）ではない」という記載もみられるぐらいです。この意味するところは，目にみえる症状，兆候，そしてデータよりも，さらに本質的なものを病人から引き出してそれに随って治療していくのが医療の姿だというものです。"証"は病人の表面に出てこない部分も含めた病気の証拠だという解釈です。漢方医療における本当の意味の随証治之であることを見事に言い得たものであると感じます。

　さて，そこで弁証です。

　"証"を診断する方策や道順，その思考プロセスを弁証，弁証作業といいます。したがって，漢方四診を行って得た情報を八綱，臓腑，病因，病期などの理論に従って，病者の表す病態を総合的に分析し，ある証候に弁別することを指します。この弁証に従って治療の方向や治療薬を決定することが弁証論治と呼ばれます。弁証には基本的に①八綱弁証，②気血水弁証，③臓腑経路弁証，および④病邪弁証があります。この4つの弁証は同時進行的に行ない，総合的な証を決めるのに役立ちますが，たった一つの「証」に集約されるものではありません。また，すぐに処方選択に結びつくようなものではありません。む

第2章 "証"の代表～八綱

しろ漢方四診で得られる「桂枝湯証」という方剤証とか，腹証からの「瘀血証」等のほうが治療の方向性を決めますし，症状から必要生薬を推測した際の生薬"証"や薬味"証"のような"証"診断は処方の選択に大きく貢献します。柴胡証などはその代表になるでしょう。

弁証の考え方としては，少なくとも2つの方向性が必要とされます。それは全体証と部分証という方向性です。全体証は八綱弁証や気血水病態を中心として治療の方向性（ベクトル）決定のために必要な"証"であり，部分証は臓腑病理や腹証のような身体証，あるいは生薬証を中心とした治療の中核をなす部分の証です。臨床現場では常にこの2つの「証」を考えながら弁証を行なうことになります[4]（図4）。

			利点	欠点
全体証	証の方向性 総合的・アウトライン証 体質，抵抗力，病態，病期 一般的な弁別作業 気血水・五臓六腑病態 六病位の把握を含む	例 裏寒虚証 胃脾湿痰証 気血両虚証 血虚合血熱証 陰虚証 臓毒証	全人的医療のありかたを優先 治療方向性が決定できる	証の絞り込みには直接的な情報が少なく，第一選択方剤の決定には次のステップを必要とする
部分証	見証・身体限定証 原典で限定される特徴的な症状生薬適応 処方に直結する薬味証，方剤証を含む 漢方処方基準としての証	例 瘀血証 桂枝湯証 葛根湯証 柴胡証 人参湯証	非常に簡明で且つ実用的なアプローチ 西洋医学的診断学を学んで医師となった私たちには利便性が高い見証，覚えやすい所見から証が決定できる	方剤決定への近道であるため全体証の診断がおろそかになり病因，病態の把握が不十分となる 基本的な治療ベクトルを見誤る恐れがある

極端に一方だけの証診断に偏らないよう両者の利点・欠点を理解して柔軟な姿勢で"証"に取り組む

図4 2つの"証"を理解，統合した漢方診療のすすめ

第 3 章

身体 "証"

身体が教えてくれる"証"が身体証です。八綱気血水証とは別角度から決定します。漢方をしっかり学び，実地の集積により確実に所見を把握できるようになります。身体証の診断は漢方医の熟練度が明白になり，経験がものを言う領域なので，研修医は太刀打ちできません。医療の質の白黒がはっきりします。臨床医にとっては恐い証診断です。他方，正しく経験を積み，自分のものにできれば良医，名医への階段を着実に昇っていくことができます。努力が成果に結びつく項目ですので，根気良く修練しましょう。

　3大身体"証"である脈，舌，腹証について，その特徴を解説します（**表5**）。まず脈証はどの診療科でも通常の診察風景である医師－患者の対面姿勢で脈診を実施して得られる患者情報です。簡便な方法ですが，注意深い情報収集能力と情報の解析には豊かな臨床経験が必要であるため，なかなかその臨床実践はたやすくはないと断言できます。舌診も情報収集には緻密な観察が必要ですが，客観的な視覚情報が得られ，写真等で所見を残しておき，ほかの漢方医の読影による情報交換で診断が可能です。その点，脈証よりも客観性があり，ある程度パターン化し，整理しやすい"証"でしょう。腹証は古くから"手当て"という言葉が診療の代名詞となっていたように，腹診という手技は漢方診察には欠かせないものです。腹診をしっかりと実施することがそのまま治療行為となっていたと想像されます。体調がいいことを"按配がいい"といいます。按配は整えられている様子を指し，この"按"はさする，なでるという意味の語です。医師の腹診の際に名医は病人に心地よい触り方をしたはずで，そこから症状がなくなって健康が整えられて日頃の元気な調子を"按配がいい"と言ったのではないでしょうか。腹証はこれら3大身体"証"のうちで一番覚えやすい，そして臨床に直結する"証"だと思います。

表5　3大身体"証"の特徴

	特　徴	覚えるべき証の数あるいは所見	習熟にいたる道のり
脈証	"脈を取る"，"脈をみる"ことが診察と同義語であるように，すべての診療科で実施可能な手技である．左右の手首の3カ所で五臓六腑の異常を診断できるとされるが，その診断能力の獲得には時間と鍛錬を要する．正確な診断ができるには豊富な漢方臨床経験が要求される．	最少28種 最大100種以上	かなり遠い
舌証	舌質と舌苔および舌下静脈の性状から，表裏，寒熱証および気血水病態の弁証を行う．見証が多く，客観的な証診断ができる．上級者では瘀点，瘀斑や苔の剥脱の部位による五臓の異常を診断できるようになる．良い観察力で熱心に漢方診察を実施することにより比較的短期で診断可能となる．	最少約15種 最大40～50種	やや近い
腹証	3大身体証の中では最も客観的な証．日本医療独特の診察で得られる患者情報で，処方に直結する．腹診診断力がつけば，自信を持って漢方処方ができるようになる．客観的な腹診は弁証による証の決定のみならず，腹を按ずることで病者が心地よくなれば治療効果が得られる．何例か典型的な腹証の症例に出会うことで早期に診断力がつく．	最少約10種	近い

1　脈　証

　脈診によって診断する証を脈証あるいは脈候といいます．漢方では

医師は患者の身体にしっかりと触って所見をとります。この診察を切診と呼びますが,その一つが脈診です。かなり昔の日本伝統医療では,医師が患者の身体に触れるのは手首だけで,最終診断には脈診にかなりの比重がかかっていました。しかし,江戸中期以降腹診法が確立したことや明治維新以降西洋医学との融合による診断が進んだことにより,現代では病態の診断全体からみれば脈診の比重ははるかに小さなものになっています。一方,脈診に精通すると,多彩で複雑な症状を持つ患者に対する証診断に苦慮した場合の突破口ができ,病態の読みも深くなり,正確な診断にすばやく到達できることも事実です。

　漢方医学では古来から脈の状態が五臓六腑や気血水の調和の具合,病態の性質,程度,深さ,そして患者の抵抗力などを表すと考えられています。ただし,医師が触れる患者の身体の部分が手首しかないという背景もあり,唯一の患者情報である脈の性状から五臓六腑の異常をすべて推測しなければならないという,現代医学の常識からいえば無茶な病態把握法であったことも事実です。インド(アーユルヴェーダ医学)やギリシャ,アラビア(ユナニ医学)という文明が開けた地域では同様に脈を触れて体の健康状態を推測するというやり方が一般的でした。脈というのは身体を触って動きがわかる唯一のものですし,確かに死にゆく者は徐々に脈が細くなり乱れていくので,脈というものが身体の状態を表現していると考えても不思議ではありません。17世紀初頭にウイリアム・ハーベイが学説を唱えるまで,この世には循環動態という概念もなかったわけですから。そのことを念頭に置きながら脈診にどの程度重きを置いて漢方診療を行うかは読者自身が決めてください。

　脈診の方法は時代によって変遷があったようですが,現代では左右の手首の橈骨茎状突起の近位部で橈骨動脈に示指,中指,および環指をあててその拍動の性質を判断することが一般的に行われていま

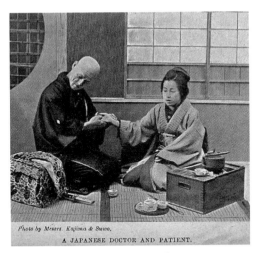

図 5　脈診風景 [5)]

外国に紹介された日本伝統医療の脈診の様子．医師は患者の右手の寸・関・尺の脈を診ている．右であるから，肺，脾，腎臓の病状を読んでいると思われる．
（写真はウィキペディアより転載：Wellcome Library, London）

す（図5）。左右それぞれ軽，中，強の3段階の強さで押さえつけて，それらの深浅，強弱，硬軟，大小，速度などを判断するわけです。手技そのものは簡単ですが，左右の脈が支配する臓器がそれぞれ異なると理解されています。また，"寸口，関上，尺中"と細かく3部分に分けて，それぞれを1本ずつの指で診察し，それぞれの所見を見分けるという，なかなかの神業のような診察を行います（図6）。きちんと説明すると，橈骨茎状突起の内側部の動脈拍動部を寸口と呼び，その指頭大体幹側を関上，さらにその指頭大体幹側を尺中と呼びます。寸・関・尺3カ所の脈の性状をそれぞれ寸脈・関脈・尺脈としてそれぞれの脈状で総合的な脈証を決めます。

1　脈　証

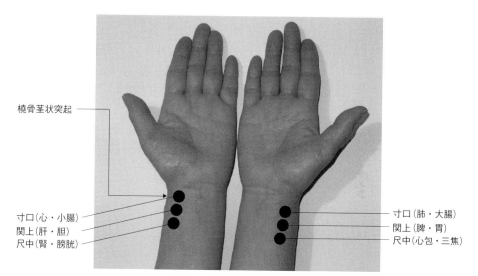

図6　漢方の脈診における寸口の脈のみかた

　3カ所の脈で病態を読む五臓六腑には歴代諸説があり，これが正解ということは控えますが，通常は右手の寸脈は肺・大腸，関脈は脾・胃，尺脈は心包，三焦，左手の寸脈は心・小腸，関脈は肝・胆，そして尺脈は腎・膀胱とされます。そして，寸脈と尺脈はそれぞれ身体上部と下部の病状を反映するとされます。これらを総合して脈証が決まりますので，少なくとも28種類を見分けるということになります。名人級になると40〜100種類の脈の違いがわかるといいます。
　脈診だけで病態を読むことはかなりの技量修練が要求されますし，その習得には年月を要します。実際には大変難しいことです。私見ですが，脈診の習熟に至るにはかなりの困難を克服する必要がありますので脈証だけで漢方薬を処方しようとせず，最低限の客観的な脈証に

それ以外の証情報を併せて総合的に証診断をしたほうがよいと考えます。

1）浮脈，沈脈

診察指を軽くあてがっただけですぐに脈を触れるものを「浮脈」といいます。そっと指を橈骨動脈にあてがっただけではっきりと拍動がわかるものです。これは疾患が表証であり，病気の初期であることを表します。したがって，病期（ステージ）は太陽病期であることが多いといえます。「沈脈」はその逆で，ぐっと押さえ込まないと脈を触れにくいという脈証です。裏証で疾患は慢性化していると判断できます。

2）数脈（さくみゃく），遅脈

これは脈拍数による分け方です。90/分以上であれば数脈，60/分以下を遅脈とします。数脈は熱証，遅脈は寒証とほぼパラレルです。

3）実脈と虚脈

血管内の血流の力強さの分類になりますのでやや主観的な所見であり，臨床訓練が診断力に直結します。力強く，また充実している感じのものが実脈，力が無く，弱々しい感じがするのが虚脈です。これはそのまま実証か虚証かを表すと考えてよいでしょう。誰がみても明らかな虚脈は患者の正気が虚衰していることを示しており，蘇生を要する状況です。

4）大脈（洪脈）と細脈

血管の太さの表現で，太く感じる場合には大脈，細いものが細脈です。細脈のときには気虚や慢性病による衰弱を考えなければならない

のは常識的な思考だと思いますが，逆の大脈は元気を表すとされています。ただし，病気が進展する勢いが増している「邪盛」を示すこともありますし熱証の時も大脈になります。覚えておきましょう。

5）結脈，代脈

脈が結滞（結代）するという表現が古来からありますが，それは脈証の結脈，代脈が一般化したものです。不規則に脈が乱れるものを結脈と表現し，これには上室性，心室性期外収縮が含まれます。二段脈や三段脈あるいは10心拍に1回脈が乱れるような規則的な不整脈の場合を代脈と呼びます。結脈，代脈は漢方医学的には気血の凝滞や心の虚損，障害で起きるとされます。心カテーテル下アブレーションを要する心房細動は別としても，ストレスや生活習慣の乱れが不整脈発生の基盤にあったりしますので，このような不整脈は古くから漢方で治療していたらしいことが想像されます。

この5種類10個は客観的な脈証ですが，これ以外にできれば診断できるようになりたい脈証は，滑脈，渋脈，弦脈です。

滑脈と渋脈

玉が転がるような滑らかな力に満ちた脈が滑脈と表現されています。これは基本的には健康であることを示すものです。しかし，水毒の場合にもこのような脈証があるとされますので，ほかの所見とあわせた総合的な診断が必要です。逆にごつごつという感じで脈が滞っているような，ぎくしゃくするような印象の脈を渋脈と呼びます。血の病態である血虚や瘀血の際に見られるとされます。滑脈がある時には妊娠の可能性を考えるという脈証名人の言葉もあります。

弦　脈　……………………………………………………………………

　硬い弦楽器の弦を触っている印象の脈です。ピーンと綱が張っているように感じることもあります。精神緊張過剰状態といわれており，リラックスできていない状態の脈ですので，心身症の診断等には役に立ちます。

　身体の所見を把握する身体証には見証が少なくありません。見証は客観的な証とされ，証診断を行う医師により判断が大きく異ならないことを原則とします。舌証と腹証は見証としての性質をしっかり備える証とされています。人の動脈の拍動は物理的なものですので，脈証も見証としてもいいのですが，捉えられる所見に医師の主観が入る余地が大きく，心電図のようにはパターン化して診断ができません。名人級になれば医師間の所見の読みの差は臨床上無視できる範囲に留まるものになるはずですが，そこに到達するには試練が待っています。個人の力量の範囲で上手に漢方の弁証に組み込むことをお勧めします。

2　舌　証

　舌は大きさも色も表面の性状も一人ひとり特徴があります。また，舌の裏側の静脈の走行やその太さも人それぞれです。この個性をパターン化したものが舌証あるいは舌候です。さらに舌は内臓ですので，舌の診察は内臓の状況を知ることにもなり，簡単な診察なのですが，漢方ではその所見は内臓全体の病態を反映するものとみなします。したがって舌診は漢方診察の4つの柱の一つとされます。

　舌の所見は分類するとおそらく100種類を下らないでしょうが，いくつかのパターンがありますので，まず典型的なものを2～3覚える

ことから始めましょう。これが漢方医療に自信をつけ，臨床の幅の広がりを生みます。また，健康な人の舌に多くのバリエーションがありますので，日頃からできるだけ多くの健康人の舌の観察を心掛けてください。これが舌診名人への第一歩です。

舌診のポイントは舌質と舌苔の観察です。

1）舌質：性状と色調

基本的に淡白な色調は虚寒証です。色調が少しずつ赤みを増し紅色になるにつれて熱証が強くなります。希に青い色調がみられますが，これは陰証で寒証です。これも希ですが紫色の舌質の症例があり，明らかな瘀血証の存在を教えてくれます。明らかに大きな舌は水毒や気虚を示すといわれています。逆に痩せて見える舌は一般的に虚寒や気血両虚ですが津液不足の場合もあります。硬めでよく締まった感じの舌質は実証を表します。舌には部分的に赤い点が現れたり，斑状に紅色や紫色が観察されることがありますが，これらは紅点とか瘀斑とか呼ばれており，瘀血証を教えてくれます。亀裂がみられる舌は血虚や津液不足といわれます。

2）舌　苔

舌の表面の性状の中で，舌苔は証を把握するのに大変役立ちます。まず，舌苔の厚みがあれば水毒の判定の参考になります。また胃・脾の働きが落ちると舌苔が厚くなるといわれており，気虚の際にも見られます。白い舌苔が結構厚く消化器症状を訴える場合には気虚として六君子湯が処方されることが実際には多いと思われます。舌苔は熱証の場合は，程度が上がるにつれてその色調が黄色から茶色，そして黒色になるとされ，黄色以上の色合いであれば清熱漢方薬を処方します。のぼせや顔面熱感を訴えたり，血圧が高く，いらいらする精神状態

の人が多く，加味逍遙散，黄連解毒湯，温清飲等の処方機会が多いようです。「柴胡剤」という一群の漢方薬の証とオーバーラップします。舌苔の量は病気の進行度合いを示す場合もあります。疾患が急性期では一般には無苔から薄苔とされ，慢性疾患になると苔が厚くなっていきます。更年期障害で長く苦しんでいる女性の舌には分厚い苔がみられ，一定の厚みになると剥がれ，その繰り返しにより地図のようにみえる舌もあります。

　一方，寒証ではさらりとした感じの青白い舌が観察されます。このような場合はとにかく暖める漢方薬である人参湯，四逆湯，附子理中湯や温経湯がよいでしょう。さらに参考となるのは舌苔が非常に少なく，鏡を見ているような舌です。これを鏡面舌と呼び，強く虚していると判断されます。真武湯や十全大補湯の処方される舌証です。

　図7〜10に最初に覚えていただきたい舌の典型的所見を示します。

　表6はこのようなパターンにより処方できる漢方薬です。図7は細く薄い舌です。横から眺めると薄さがよく観察できます。色調は淡白〜淡紅色です。虚寒，気血両虚の"証"を示すことが多いとされます。次に熱証の舌です。舌質は淡紅〜鮮やかな紅色を呈します。特に舌先（尖）に強い赤みを示す場合は心火旺，上焦の熱証とされます（図8-1）。逆に舌の辺縁に赤みが目立つ場合は肝胆の裏熱あるいは少陽病期を示すとされます。熱を含むと舌苔は黄色〜褐色に変化するといわれ，内臓の裏熱（特に胃熱），湿熱の存在や旺盛さを示します。さらに参考になるのは水毒です。水毒の舌の印象はすぐに覚えられますので明日からでも臨床実地にチャレンジしてください。内臓が水毒の状態になると浮腫をきたし，硬い歯の圧迫によりくぼみができます。舌端の歯圧痕という所見がそれです（図9）。舌苔の厚みが目立つのも水毒です。特に内臓の湿邪が旺盛な場合に分厚くなります。五苓散や茯苓飲，あるいは小半夏加茯苓湯等が代表的な適応漢方薬です。色

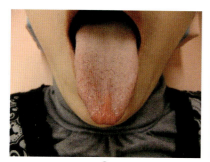 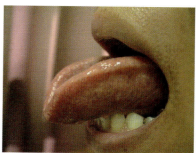

① 図7 まず覚えたい舌診所見 ②

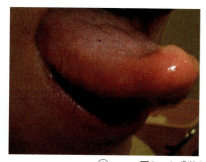 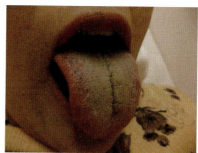

① 図8 まず覚えたい舌診所見 ②

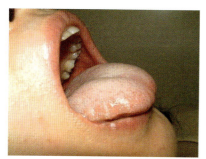 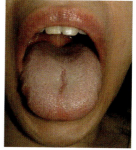

① 図9 まず覚えたい舌診所見 ②

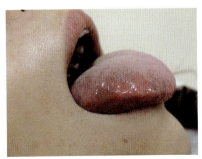 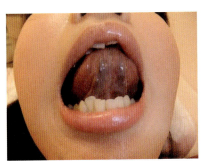

① 　図10　まず覚えたい舌診所見　②

調が黄色に変化してくれば湿熱となります。猪苓湯や竜胆瀉肝湯のような清熱化痰利水作用を持つ方剤が適用されます。最後に瘀血証の所見です。瘀血が存在すると舌質の色が赤黒〜紫色にみえるようになります（図10-1）。また，舌下静脈の性状です（図10-2）。太く，図のように確かな緊張と蛇行がみられれば「舌下静脈怒張」と診断します。静脈がピーンと緊張している印象です。「瘀血」の存在を示すもので，駆瘀血剤である桃核承気湯や桂枝茯苓丸の処方の決定打となることがあります。

　このように舌を診ることは大きな診断の助けであり，臨床現場では方剤選択を容易にすることがあります。舌証は脈証よりも主観が入らず，そのために格段に信頼できる見証と考えてください。ある程度修練を積めば名人と同程度に正しく証を読むことが出来るようになり，漢方診療に自信がつきます。加えて，舌診はあらゆる診療科でできる診察であり，忙しい日常臨床でもさっと舌診を行い，典型的な証をみつければ手早く第一選択漢方処方に到達できます。漢方としての方証相対の力量の発揮がここにあるといえます。

表6 特徴的な舌診所見に対応する漢方薬

特徴的な舌診所見	病態・証	処方漢方薬	参考症状
濃い赤い舌, 紅舌	熱証	加味逍遙散	不眠, 焦燥, 動悸, 不安感
淡白, 青紫舌	寒証	真武湯, 人参湯, 八味地黄丸, 補中益気湯, 十全大補湯, 温経湯	冷え, 身体の重さ, 倦怠感, 食欲不振, 腰痛, 末梢のしびれ
鏡のような舌表面 1	強い虚証 脾胃虚 気血両虚 津液不足	人参湯, 附子人参湯, 附子理中湯, 真武湯, 補中益気湯	食欲不振, 易疲労感, めまい, 肌の乾燥
鏡のような舌表面 2	裏熱証 陰虚火旺	白虎加人参湯, 滋陰降火湯, 温清飲, 六味丸	のぼせ, ほてり, 易疲労感, 足の冷え, 粘稠痰, 頑固な咳
厚い舌苔	湿痰, 水毒 気虚	茯苓飲, 五苓散, 当帰芍薬散, 半夏白朮天麻湯, 六君子湯	胸焼け, 悪心, 四肢の冷え, めまい, 食欲不振
黄色～茶色の舌苔	熱証	桂枝茯苓丸, 黄連解毒湯, 温清飲	のぼせ, ほてり, 不眠, 焦燥感, 不安感
舌の紅色～紫色の斑	瘀血, 血熱 心火	桃核承気湯, 桂枝茯苓丸, 通導散	のぼせ, ほてり, 便秘, 精神不安, 月経異常
舌端の歯圧痕, 肥大舌	水毒 気虚	五苓散, 苓桂朮甘湯 補中益気湯	頭痛, 悪心, 下痢 易疲労感, 食欲不振, 昼間の眠気, 易罹患感冒
舌下静脈怒張	瘀血	桃核承気湯 桂枝茯苓丸	便秘, 精神不安 のぼせ, ほてり, 肩こり, 足の冷え

第3章　身体"証"

3 腹　　証

　腹証は日本伝統医療の最もすぐれた診断所見として発展しました。実はこの診察所見，証は中国の伝統医療にはないもので，日本伝統医療の診察法として開発され，江戸中期頃に確立したものです。日本伝統医療である漢方の大きな特色の一つです。そして腹証あるいは腹候は，漢方四診を順々に行っていてもなかなか証がわからず方剤の決定に迷っている時の決め手となる場合が多いのが特徴です。多くの診療科の受診が必要と思われる摑みどころのない多愁訴の患者さんは少なくないのですが，証診断で迷った末に腹診をしてみると，明らかな胸脇苦満（きょうきょうくまん）とか瘀血圧痛が容易にみつかり，これはもう何を差し置いても柴胡剤とか駆瘀血剤の適応だといえることがよくあります。漢方で方証相対の原理原則を臨床に活かせる最もありがたい"証"でもあります。乳房の触診で何か硬いものを触るが，乳腺症かあるいは悪性も考えなければならないと心配しながら診察している際，超音波検査のディスプレイ中に内部無エコーで境界が明瞭平滑な丸い陰影を見つけた時の気持ちに似ています（それはもちろん良性乳腺のう胞で決まりです）。

　腹証はほぼ客観的な所見であり，腹診は名人芸ではないので見証としておそらく最も信頼のおける診察所見といえます。すなわち，初学者でも手練の年配医師でも，誰がやっても同じ所見が見つかるというものであり，それは超音波やレントゲンの陰影に似ています。腹証は虚実証とか寒熱証のような八綱や同じ身体証である脈証，舌証に比べて，きちんとした技術があれば確かなものとして捉えられる最上級の客観証であると認識してください。血液の中の物質の濃度や，超音波，放射線，電磁波を照射することで，体内の物質の吸収や反射などを利

用して出来るその影を客観的所見として教えられた私たちは，人の腹部の柔らかさ，硬さなどに医療に用いることができる客観性など存在し得ないと思うでしょう。それが自然の思考ですが，柔軟な頭脳で考えると，触った時の腹部の状態を最もよく捉えられるのは，神が創った人の手の感覚であることに気づきます。人の五感で読む情報量は膨大ですが，その情報を整理する能力も人は持ち合わせています。その客観性は「ロボットの手」としての AXIOM biosensor を用いて検討されています。腹診による腹証の強さと biosensor の数値を比較すると，上腹部の腹証の代表である胸脇苦満，腹皮拘急（ふくひこうきゅう），下腹部の所見である小腹急結（しょうふくきゅうけつ），臍下不仁（さいかふじん）においてそれがよく一致することがわかりました[6]。

　まずは診察技量を磨きましょう。そして臆することなく実地医療に導入してみましょう。直接患者に触れる指先や手掌の感覚を鍛錬するのは医師として当たり前なのでしょうが，このように見てくると，名医になるべき条件の一つかもしれません。プロの医師として日々腕を磨き診断技術が上がれば，必ず所見が捉えられるはずです。毎日医師として仕事しているわけですから，常に患者に触ることを習慣づけましょう。採血や画像データからは読めない身体の状況が腹証としてビジュアル化していると解釈してもいいかもしれません。

　読者の皆さんが毎日診療現場に出るとして，一週間でマスターできる腹診所見とそれにより自信を持って処方できる方剤を示します（**表7**）。

表7 腹証から処方する漢方

腹証	腹証の病態	処方漢方薬① / 臨床適用	処方漢方薬② / 臨床適用	処方漢方薬③ / 臨床適用
腹皮拘急	脾虚, ストレス反応	芍薬甘草湯 / こむらがえり, 項頭部痛	温清飲 / 更年期障害	桂枝加芍薬大黄湯 / 常習便秘
胸脇苦満	半表半裏, 柴胡証, 肝気鬱結	加味逍遥散 / 更年期障害	小柴胡湯 / 感冒	四逆散
心下痞硬	気滞, 脾胃不和	人参湯 / 冷え症, 胃腸虚弱	抑肝散 / 不眠症, 易怒	不安障害, 不眠 呉茱萸湯 / 片頭痛
臍傍圧痛	瘀血	桂枝茯苓丸 / 更年期障害		
臍上悸・臍下悸	著明な虚証, 腎虚, 脾虚, 水毒, 肝気鬱滞	四物湯 / 貧血症	桂枝加竜骨牡蛎湯 / 精神不安, 不眠	柴胡加竜骨牡蛎湯 / 気力低下, 不眠
少腹急結	瘀血	桃核承気湯 / 月経前症候群, 便秘	桂枝茯苓丸 / 更年期障害	加味逍遥散 / 更年期障害, 不眠症, 冷え症
臍下不仁	腎虚	八味地黄丸 / 下半身疼痛, 耳鳴り, 冷え	牛車腎気丸 / 下半身機能低下, 耳鳴り, 冷え	真武湯 / 身体鈍重感, めまい, 動悸, 冷え
心下振水音	水毒, 胃痰飲	五苓散 / 浮腫, 嘔気, めまい, 下痢, 頭痛	茯苓飲 / 胸やけ, 嘔気	当帰芍薬散 / 月経不順, 不妊症, 更年期障害
参 考				
心下支結	柴胡証, 桂枝湯証	柴胡桂枝湯 / 感冒, 熱性疾患	柴胡桂枝乾姜湯 / 更年期障害, 心身症	
大黄牡丹皮点	瘀血	大黄牡丹皮湯 / 便秘, 初期虫垂炎		
鼠径圧痛点	裏寒証	当帰四逆加呉茱萸生姜湯 / しもやけ, 強度の冷え		
蛇蟠遊走様腹皮		大建中湯 / 腹部膨満感, 便秘, サブイレウス		

腹診の実施について少し記述します（図11）。
1. 患者の気持ちと身体の緊張が緩和した頃合を見定めて行う。
2. 患者には仰臥位でまっすぐに足を伸ばした姿勢をしてもらう。
3. 診察医は原則的には患者の左に立つ。
4. 腹診の順番は医師の一番やりやすい，そして見落としのない方法を取る。
   参考：著者の腹診の順番
   　　腹力⇒腹皮拘急⇒胸脇苦満⇒心下痞硬⇒臍傍圧痛⇒臍上悸，
   　　臍下悸⇒小腹急結⇒小腹鞕満（虚満）⇒臍下不仁⇒心下振水音
5. すべての腹証の有無を確かめるためにかける時間は1〜2分とする。
6. 手掌全体，指腹，および指先を各腹証で適切に使い分ける。
7. 腹診手技の間の患者の発語，身体の反射，顔つきの変化等に留意する。

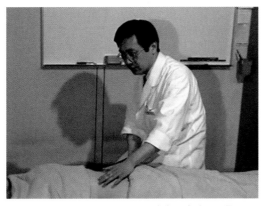

図11　腹証を見出すための実際の腹診の風景

病者の左側から双手あるいは片手を腹壁に当て，覆手（手掌全体），第2〜4指，もしくは第2あるいは第3指を立てて所見を見出す。この行為を「按ずる」という。基本的には「覆手壓按法」と「三指探按法」があるが，術者のやりやすい方法で行う。また，術者が西洋医学で行う触診のように病者の右側から腹診を行うことも許容される。

以上，腹診の実施に関するポイント7点について記載してみましたが，手技に慣れてくるとこれらは自然に行えるようになります。初学者の時期だけは一つひとつ確認しながらやってみてください。

図12〜15にぜひ覚えて欲しい腹証を示します。腹診の実技での手のあて方や腹証が存在する部位について，図16を参照しながら試してみてください。

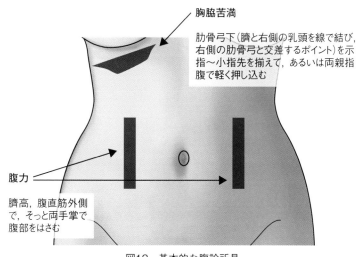

図12　基本的な腹診所見

3 腹証

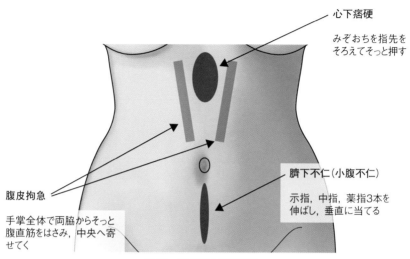

図13　基本的な腹診所見

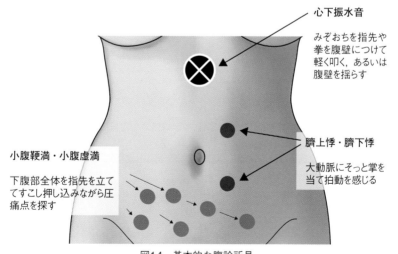

図14　基本的な腹診所見

第3章 身体"証"

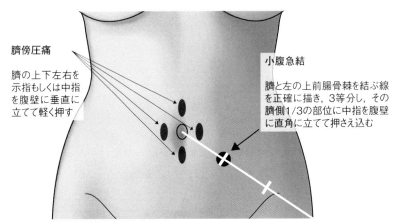

臍傍圧痛
臍の上下左右を示指もしくは中指を腹壁に垂直に立てて軽く押す

小腹急結
臍と左の上前腸骨棘を結ぶ線を正確に描き，3等分し，その臍側1/3の部位に中指を腹壁に直角に立てて押さえ込む

図15　基本的な腹診所見

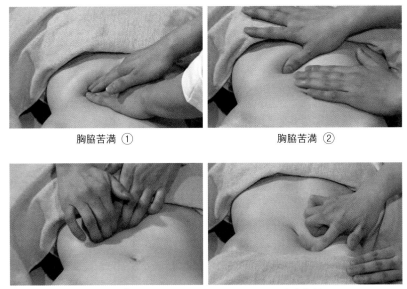

胸脇苦満 ①　　　　　　　　胸脇苦満 ②

胸脇苦満 ③　　　　　　　　小腹急結

50

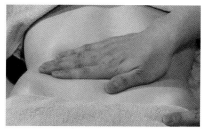
臍上悸・臍下悸

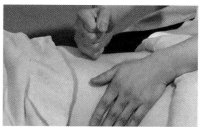
心下振水音

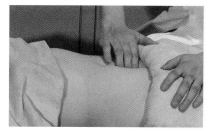
臍下不仁

図16　主な腹診の実技

1）腹　力

3段階（強，中，弱）もしくは6段階（0/5～5/5）で評価します。時間が取れなければ，しっかりしている（緊張がある）か弱々しい（頼りない）かの2段階でも結構です。腹力の診断だけで方剤を決められるわけではありませんが，虚実証の判断の参考にします。6段階評価に関しては，産婦人科の医師ならピンときていただけますが，0/5は分娩後1～2時間の腹壁の感じです。どこまでも押さえた指が腹壁に吸い込まれる，あの感じです。また5/5は腹膜炎の際のデファンス状態を思い浮かべてください。救急医療の経験のある医師ならば指が覚えている，あの感覚です。0～2/5を虚証側，3～5/5を実証側と

します。また，腹壁が薄い感じでつっぱった印象が明確であればほぼ虚証で，"小建中湯"証がかなりの比率で存在します。膨満が明確であれば気滞，結構腹壁に抵抗感を感じれば，多くが"防風通聖散"証や"承気湯"証です。覚えておきましょう。腹力の診察は広いお腹のどこでやるという規定はありませんが，私は臍の高さで両腹部をそっと手掌で挟むようにして実施しています。

2）腹皮拘急

腹皮拘急は腹直筋の緊張を捉えた腹証です。胃脾の機能低下を現すとされますし，そのような病態を作る要因となっている身体ストレスの亢進状況を反映するといわれます。さらに胸脇苦満とともに現れることに意味があり，その場合は心下支結と呼ばれる腹証と認定でき，柴胡桂枝湯や柴胡桂枝乾姜湯の処方に自信を与える所見となります。手掌全体で両脇からそっと腹直筋を中央へ寄せていくような感じで緊張の有無をチェックしてください。3＋の陽性例では棍棒が腹壁に入っているように感じます。強い腹証がみられる際には芍薬甘草湯や小建中湯の処方が用いられることがあります。また軽度〜中等度の腹証では補脾剤や抗ストレス漢方が選択される機会が多いようです。

3）胸脇苦満

胸脇苦満は手のあて方や抑える力加減，さらに手をあてる位置によって把握できるはずの所見が見落とされる可能性が高い腹証です。わずかな胸脇苦満を見逃さないコツの一つは，臍と右側の乳頭を線で結び，右側の肋骨弓と交差するポイントから診察を始めることです。この所見があれば肝気鬱結という病態の存在が考えられ，方証相対から治療には小柴胡湯や四逆散を代表とする柴胡剤を用います。肝気鬱結の病態とは肝臓の精気（肝気）がのびやかに疏泄できなくなる状態

を示すもので，精神的なストレスが最も大きな肝気鬱結の要因とされます。

柴胡剤を処方する際には胸脇苦満という腹証の存在を確認しておく必要があるともいえます。術者の両手3本の指を揃えてゆっくりと肋骨弓下に潜り込ませるやり方でわかりにくいようであれば，患者の頭側から3本指を鍵型に柔らかく曲げてフックをかけるように肋骨弓下に潜らせます。苦悶表情や身体の反射的な動きがあれば腹証ありです。また「少し苦しいでしょうか」とか「軽い痛みを感じますか」等の声掛けをしてください。YESであればそれも胸脇苦満の腹証ありです。

4）心下痞硬

心窩部，すなわちみぞおちの部分の腹壁の緊張を示す腹証です。日常的に「みぞおちが痞える」という感覚があれば「心下痞」という強い腹証としますが，医師が手をあてて少し腹壁を圧迫する行為で痞えの感覚が生じるものを心下痞硬と呼びます。これは生薬"証"や方剤"証"の人参証や瀉心湯証を示す腹証とされますので適応漢方を選択する際の近道となるでしょう。

5）臍傍圧痛

臍の頭側，足側，左右1.5～2cmの位置にある圧痛を臍傍圧痛といいます。臍の周囲を示指を直角に立ててゆっくり腹壁に押し込んでください。瘀血がある場合は圧痛があります。駆瘀血剤を選択する根拠となります。

6）臍上悸，臍下悸

臍の左上部もしくは下部にそっと手掌をあてた際に明確な大動脈の拍動を感じるものが臍上悸もしくは臍下悸です。押さえ込まず優しく

手を置くという動作が重要です。この腹証は3つの病態を説明すると
されます。強い虚証，水毒，煩驚です。そのどれか，あるいはすべて
が存在するかも知れません。煩驚とは心煩と驚悸のことで，神経が過
敏で，常に研ぎ澄まされており，どんなささいなことにでもビクッと
するような状況を指します。桂枝加竜骨牡蠣湯や柴胡加竜骨牡蠣湯な
どの竜骨，牡蠣を含む処方が適応となりますので，不定愁訴の患者の
診察ではこの腹証の有無を診断することは必須です。

7）小腹急結

　下腹部を漢方では少腹（小腹）と呼びます。少腹には重要な腹証が
あります。その一つが瘀血証です。小腹急結は瘀血証の代表的な腹診
所見です。臍と左の上前腸骨棘を結ぶ線を正確に描き，3等分し，そ
の臍側1/3の部位に中指を皮膚に直角に立てて押さえ込んでくださ
い。指がわずか1センチ陥入した程度で強い圧痛を訴えたり，患者が
顔をしかめたりすれば腹証ありです。ただし，この部位を少しでもず
れると所見が捉えられないことがあるので，慎重に部位を決めなけれ
ばなりません。軽い瘀血を見逃すと，最適な漢方薬を処方するチャン
スを逸すことになりかねません。
　はっきりとした小腹急結はそのまま桃核承気湯の方剤証でもありま
す。また桂枝茯苓丸を代表とする多くの駆瘀血剤を処方する参考にな
ります。

8）臍下不仁

　臍と恥骨中央を結ぶ線（これを正中線とよびます）を示指，中指，
薬指の3本をまっすぐに立てて指先でゆっくりと押さえます。押さえ
るというか，あてるという表現がふさわしいでしょう。所見があれば，
吸い込まれるように指が腹部に入ります。言い方をかえると，抵抗が

取れたようにすっと指が入ります。これが臍下不仁の腹証所見です。これは腎虚の病態が存在することを意味していますので，八味地黄丸や牛車腎気丸は，この所見を参考にして処方したいものです。

9) 心下振水音（胃内停水音）

　この腹証はほかと異なり，医師の指や掌の触覚，手技による患者の反応で所見を見つけるのではなく，音を見分けることで腹証の有無を判断します。心下部（みぞおち）を軽く叩いた時に，ぽちゃぽちゃとかぽこんぽこんという水の貯留音があればこの腹証が存在するといえます。これは水毒です。この手技を行う際には，決して腹壁の皮膚を叩いてはいけません。皮膚から手を離さずにあくまでも胃がゆっくりと動くような心下部の叩き方をしてください。そして耳を腹壁に近づけて意識を集中し，聴覚を研ぎ澄ましてください。この手技を習得するには少し時間がかかりますが，たっぷりとお茶を飲んだ直後のご家族に練習台になってもらうのもよいでしょう。

　以上の腹証のうち，比較的すぐに腹診が習得できるのは「胸脇苦満」，「臍上悸，臍下悸」，「小腹急結」です。一番腹証の存在を見極めるのが難しいのが「腹皮拘急」，「臍下不仁」，「心下振水音」です。簡単にできる腹診から習得するようにしてください。自信がついた腹診から日常診療で徐々に実践していくだけでも多くの患者さんの苦しみを緩和することができるでしょう。

第4章

生薬"証"もしくは味薬"証",方剤"証"

1 生薬"証"とは

　生薬証とか味薬証とかいうものがあります。または方剤証も存在します。たとえば高血圧に降圧薬を処方すると，ARB が効果的な人もいれば，カルシウム拮抗薬が効果を発揮する人もいます。人によってどの薬が一番効果があるのかには個人差があります。いろいろ試してみたけれども結局 ARB が一番効果があり，副作用がなかったら，その人は「ARB 証」ということになります。西洋医学ではそんな言い方はありませんが，漢方では通常の医療の実践で頻繁に薬証を用います。

　漢方医学では生薬で構成された薬を服用してもらいますので，漢方診察によってどの生薬を必要としている病態や体質かを見極めます。柴胡を要求しているような体のサインを出していると診断すれば「柴胡証」であるとします。調胃承気湯や桃核承気湯などの〇〇承気湯という処方が適応となる病態と判断すれば「承気湯証」とします。方剤証である「葛根湯証」や「人参湯証」も同様です。

　したがって薬証は生薬やそれを含む処方を用いる際の根拠となるものといえるでしょう。その薬物の主治という言い方も出来ます。おそらく薬理学的な観点から動物実験や in vitro 研究で見出されたものではなく，すべて古代中国大陸での数千年に及ぶ人の診療における経験から得られたもので，言葉は悪いですが，すべて人体実験で手に入れられたエビデンスだと思われます。薬証をきちんと診断できれば間違いなく効果が得られるというものであり，薬証とはまさに「必ず臨床効果が得られる証」，「使える"証"」なのです。

　薬証は人の特徴にあわせて決められることが知られており，『傷寒論』『金匱要略』中には人の特徴を示す文言として「其の人」「痩人」「中寒家」「湿家」「尊栄人」「強人」「羸人」「冒家」「失精家」など多種に

わたる表現があり，薬を人にきちんと対応させていることがはっきりと見て取れると言われています[7]。

"証"は医師が経験則によって判断する比率が多いものもありますが，薬証は客観的な要素が多いといわれます。少し表現が難しくなりますが，薬証は八綱，六病位，五臓六腑，気血水弁証のほか，病因，衛気営血，三焦などの弁証を行いながら最も客観的な所見の中から構築されます。

最近の50年は新たな感染症やエイズのような免疫疾患，また新たにわかってきた遺伝子の変異が関与する多数の病気が出てきました。しかし，生体の病気やある病態に対する病理反応はほとんど不変ですので，「人」の病理反応を反映しているといえる薬証は2000年の昔から今までほとんど同じ形で，修飾や改変されずに用いられてきました。すなわち，風邪をひいた際に桂枝（湯）証とみられるか葛根（湯）証と判断されるかは病邪であるウイルスに対する人の病理反応（人の"証"）によって異なるのです。

病気の種類によらず，人の"証"の個体差による病理反応の違いで薬証が決まり，処方の選択をすればいいというものが薬証です。本書のイントロ部分でも少し触れましたが，傷寒論にすでに「桂枝証」「柴胡証」のように表現されていますので，漢方では人が出す病態のサインを薬証や方剤証に合理的に結び付けている医療体系の構築が試みられていたと思われます。

漢方は「方証相対」の原理で運用されます。方すなわち治療法（方剤処方）は"証"に相対するわけですが，当然のごとく方剤は薬証を元にしております。宗代の名医・朱肱は薬証と方剤証とを合称しており，"いわゆる薬証たるもの，薬方の前に証有るなり，某方は某病を治する如くなり（『類証活人書』）"と述べていることが示されています[7]。しかし，単味の生薬証と方剤証には区別があると考えてくださ

い。方剤証は数味の生薬証を単純に加えて，それぞれの生薬証が担当する病態の治療を足し算的にできるというものではないのです。そこが漢方の難しいところであり，生薬を複数加えて方剤ができている妙味です。実際の臨床では方剤証は独立した"証"として扱うほうが無難でしょう。

2 主な生薬"証"

1）柴胡証

小柴胡湯が適応となる"証"がコアとなると思っておけばいいでしょう。柴胡証は柴胡湯証とも呼びます。傷寒論の小柴胡湯の条文には「往来寒熱，胸脇苦満，黙々として飲食を欲せず，心煩，喜嘔」「嘔して発熱するもの」「潮熱あり」「胸脇満して嘔」「四肢煩熱に苦しみ」等あり，このことから柴胡証とは「症状として少なくとも熱感，嘔気，食欲不振があり，腹証で胸脇苦満がある」ものであると規定できます。

柴胡証であれば小柴胡湯，大柴胡湯，柴胡桂枝湯，柴胡桂枝乾姜湯，四逆散，柴胡加竜骨牡蛎湯の守備範囲となり，加えて加味逍遥散や補中益気湯も視野に入るといえるでしょう。

> 柴胡証を反映する代表的処方：小柴胡湯，柴胡桂枝乾姜湯，四逆散

2）人参証

人参湯が適応となる"証"です。あるいは体が人参を欲している"証"ともいえます。人参証は人参湯証とも呼びます。気血水弁証では「気虚」の存在が人参を漢方薬の構成に組み込むかどうかの参考になりま

す．神農本草経に有名な人参の効果が記載されています．それは，"人参は五臓を補い，精神を安んじ，魂魄を定め，驚悸を止め，邪気を除き，目を明らかにし，心を開き，智を益すを主る"です．この記載は体内でのサポニンの薬理作用を想像させますが，明らかな気虚に対するベクトルを示していません．しかし，人参は気血水の頂点である気を整える生薬で，その意味で生薬の王様といわれておりますので，"五臓を補い"の部分が人参が気剤として働くことで次々に連動してさまざまな病態が正常化し，五臓六腑のすべての機能が回復することを意味するのではないかと推察しています．

　人参を含む方剤は気剤ともいわれ，生きるエネルギーや日常活動の精神・身体エネルギーの不足を感じさせる症状を治療します．人参証の見証は腹診での「心下痞（硬）」です．腹診で，上腹部は扁平なのですが，手をそっとあててなでてみると硬く，心下部の弾力が欠けて，場合によると抵抗があるものです．症状として食欲不振や精神的な落ち込み，いらいら，体力消耗感等がみられます．

　人参（湯）証は桂枝人参湯，白虎加人参湯，四逆加人参湯，理中湯，四君子湯，そしてこれら方剤の基本形である人参湯（人参・甘草・朮・乾姜）の守備範囲です．「気虚の存在と腹証での心下痞（硬）」が人参（湯）証ではないかと思われます．

> 人参（湯）証を反映する代表的処方：人参湯，桂枝加人参湯，
> 理中湯

3）葛根（湯）証

　風邪の際に「項背強几几（こうはいこわばることきき）」をもって葛根湯の適応とするのが一般的です．すなわち，なんとなく体の違和感

とともに発熱も頭痛もないが，後頭部から肩にかけて筋肉の拘急強直状態がみられるものが葛根（湯）証です。風邪でもないのに，項背部がしばしば硬直して，またひどい肩こりかと感じる人にも葛根湯が奏効します。葛根（湯）証なのでしょう。

葛根（湯）証を示す状況は解表が必要な状態ということもできます。解表とは発汗により病邪を駆逐する方法です。この際の病邪は風邪を引き起こす RS，コロナ，ライノ，アデノ，パラインフルエンザ，エンテロウイルスを代表とする多くの風邪原因ウイルスである場合が多く，解表はウイルスを駆逐消滅させる漢方の治療法です。葛根（湯）証を示す「項背強几几」のステージに葛根湯は辛温解表剤として（この作用だけなら桂枝湯がよい），また辛涼解表剤として（この作用だけなら銀翹散がよい）も作用します。桂枝と麻黄が特に辛温，葛根が辛涼に働きます。葛根（湯）証は風邪の漢方三羽烏から物申せば，麻黄湯と桂枝湯の中間の"証"といえるかもしれません。すなわち，悪寒が強くなく，そうかといって発熱し汗は出ていないで苦しいという感じの"証"と覚えていただければ間違いありません。単純に「項背強几几」が葛根湯証ともいえるでしょう。

葛根（湯）証を反映する代表的処方：葛根湯

4）桂枝（湯）証

桂枝（湯）証は，桂枝湯を軸として樹木が枝を伸ばすように出来たファミリー漢方の使用の際に判断を求められる証です。桂枝湯ファミリーに共通するアウトラインは「虚証で汗をかきやすく，どちらかというと寒がりで特定の腹証がない」というところでしょうか[8]。

桂枝は一種の気剤で，気の上衝を抑え，巡気を促進します。桂枝に

第4章　生薬"証"もしくは味薬"証"，方剤"証"

芍薬，甘草，生姜，大棗を加えて5味で構成されているのが桂枝湯です。このうち，甘草，生姜，大棗は多くの漢方薬に緩衝剤として配合されており，この桂枝湯の5味は大半の漢方薬の骨格になっています。桂枝加芍薬湯，桂枝加芍薬大黄湯，小建中湯，黄耆建中湯，当帰建中湯，桂枝加附子湯，桂枝加桂湯，桂枝加大黄湯等は桂枝湯ファミリーの代表です。

桂枝湯ファミリーは傷寒（感冒）で用いられる機会が多いのですが，その際の証は「悪風，自汗」を目標とします。

> 桂枝証を反映する代表的処方：桂枝湯，桂枝加桂湯，桂枝人参湯

5）牡蠣（竜骨）証

牡蠣証を決定するために欠かせない項目は「煩驚（はんきょう）」です。煩驚は驚きやすくたびたび不安感が襲い，動悸や眩暈を覚える病態です。また「口渇」も証決めの要素の一つですが，口渇，煩驚，悸は竜骨の薬証でもありますから，牡蠣と竜骨の証はほぼだぶっていると考えて実臨床に臨みます。牡蠣（竜骨）証は腹証として臍上悸や臍下悸がありますし，やはり症状に精神不安や不眠がみられる場合が多いことを特徴として覚えておきましょう。神農本草経にも驚，恚（怒り，恨み），怒気が証の一部とありますから，「煩驚，精神不安，不眠」が牡蠣（竜骨）証といえます。

> 牡蠣（竜骨）証を反映する代表的処方：柴胡加竜骨牡蛎湯，
> 　　　　　　　　　　　　　　　　　　桂枝加竜骨牡蛎湯

6）当帰（川芎）証

　当帰と川芎が一緒に配合されている漢方薬は多く，そのような漢方薬を当帰川芎剤とも呼びます。この2生薬の主治は「痛み」です。なかでも腹痛への効果が高いとされます。女性向きの漢方薬にはこの2生薬が高い頻度で一緒に配合されているものがいくつかあります。当帰芍薬散，芎帰膠艾湯，温経湯等の不妊症や妊娠初期の安胎薬とされるものは，子宮の収縮や骨盤内の鬱血で生じる腹痛を解消させると思われます。そのため，当帰（川芎）証の判断はまず「腹痛」，次に「四肢の冷え」です。「虚証」であることも必要条件でしょう。

> 当帰（川芎）証を反映する代表的処方：当帰芍薬散，温経湯

7）厚朴証

　厚朴は気滞の病態に対して処方される方剤に配合されることが多い生薬です。その証にみられる所見は「腹満」です。「咽喉頭異常感」を伴うことが多いのも厚朴証の特徴です。薬理作用に"除満"があり，特に消化不良や消化管機能失調による腸内ガス充満のために"腹が張る感じ"の解消に用います。これは漢方では気脹と呼ばれ，気滞病態により生じる症状とされています。厚朴に半夏と茯苓を加えた半夏厚朴湯が処方されることから，気脹による「腹満」は半夏厚朴湯証ともいえます。「咽喉頭異常感」は来院する病者の表現として，喉の異物感，物を飲み込むときの違和感，触知しないが喉のぐりぐりした感覚等，さまざまですが，耳鼻咽喉科では咽喉頭異常感症という病名が与えられており，心身医療では心身症とされています。漢方では昔から"咽中炙臠（いんちゅうしゃれん）"とか"梅核気"と呼びます。抗不安薬でもその症状は改善しますが，漢方では気滞病態から生じるもの

なので"行気降逆"作用を持つ半夏厚朴湯が著効します。神農本草経には頭痛や驚悸への効果も記載されているので，やはり気滞が織り成すさまざまな症状に対して処方することになります。「気滞，特に腹満，咽喉頭異常感」が厚朴証となります。

| 厚朴証を反映した代表的証：半夏厚朴湯，小承気湯 |

8）茯苓証

茯苓は利水生薬の代表です。したがってその味薬証は「水毒」ですが，そのうちあまり浮腫は気にせず，むしろ「眩悸（げんき）」すなわち，眩暈と動悸を証とします。神農本草経には，胸脇の逆気や驚邪恐悸，心下結痛にも用いるとあることから，気剤としての確かな性格をもつ生薬であり，水毒の中でも寧心安神を必要とする病態が処方のターゲットとなります。処方としての茯苓飲はストレスによる胃腸機能の失調で脾気虚，痰飲病態となっている場合適応となりますが，茯苓は利水に加えて，配合されている枳実，陳皮，人参とともに理気を行います。茯苓は利水剤の中の気剤と覚えましょう。加えて申し上げますと，実は茯苓は気の障害が見られる水毒病態に，白朮と一緒に配合される機会が多いのです。茯苓飲もそうですが，眩暈や動悸を持つストレス因性の不定愁訴に効果がある漢方薬が多く存在し，複雑で余裕が少なくなった現代社会では苓桂朮甘湯や茯苓沢瀉湯，当帰芍薬散の処方機会が多いと思われます。

| 茯苓証を反映した代表的処方：五苓散，茯苓飲 |

2　主な生薬"証"

9）半夏証

　良薬口に苦しといいますが，最も口に入れたくない生薬が半夏です。半夏証の第一は「嘔する」です。ただし，五苓散が処方されるような渇して嘔吐するのではなく，不渇での嘔気，嘔吐です。咽頭の不快感や声のかすれ，動悸を示すような状況も半夏証に入ります。半夏が配合される処方の代表は小半夏加茯苓湯（半夏，茯苓，生姜）です。妊娠悪阻の特効薬として用いられる機会が多いのですが，類方として小半夏湯や生姜半夏湯（半夏・生姜）が挙げられます。これらはすべて嘔気，嘔吐，眩暈，動悸を持つ病者に処方されます。神農本草経には頭眩の記載もあり，確かに半夏白朮天麻湯は更年期女性の眩暈に効果がみられます。また，心下堅や気逆を伴う場合も主るという記載から，厚朴と同様に心身症領域の疾患や病態に用いる生薬の一つと思われます。半夏証は「嘔＋不渇，眩暈と動悸を伴う」ですが，眩暈がして，むかむかして気持ち悪い体調の時に，えぐみのある，吐きたくなるような半夏という生薬が適応となると覚えておけばいいと思います。

> 半夏証を反映した代表的処方：半夏厚朴湯，小半夏加茯苓湯

10）黄芩証

　この生薬を配合する方剤はほぼ例外なく，心身不調の要因となる熱が体内で産生され，症状を引き起こすという病態がターゲットとなっています。したがって黄芩証の決め手の一つは「煩熱」です。神農本草経の記載には黄芩が治療できる状況のトップに「諸熱」とありますが，それは四肢煩熱，悶熱，身熱，往来寒熱等の表現を包含し，煩熱を示していると考えられます。また熱が引き起こす精神的な症状である焦燥や不安感，あるいは安定しない気持ちで胸が苦しい様を示

す「心煩（しんはん）」という言葉で表すことがあり，これも煩熱と同居します。柴胡剤にはほぼ黄芩が配合されており，柴胡＋黄芩で病理としての熱を処理するとされていますので，見証としての腹証で「胸脇苦満もしくは心下痞（硬）」を黄芩証の一部としてもよいかと思います。

成書の中には「出血」を黄芩証とするというものもあります。この出血の多くは吐血や鼻血，あるいは性器出血や血の混じった下痢ですが，やはり熱が悪さをしている印象です。黄芩の薬理作用は"清熱燥湿，瀉火解毒"とされていますので，黄芩証はやはり「煩熱」とし，参考所見として腹証の胸脇苦満もしくは心下痞（硬）を挙げておきたいと思います。

黄芩証を反映した代表的処方：黄連解毒湯，三黄瀉心湯，柴胡桂枝湯

11）地黄証

地黄は非常に有名な補血生薬ですので，その証は「血虚」とします。地黄を配合する方剤の条文にはほぼ例外なく去血過多，下血，吐血やそれに伴う虚労不足を意味する文言が登場しています。すなわち，出血や漏血により血虚となり疲れやすさや倦怠感が出現している状況です。臨床でよく用いられる地黄剤に芎帰膠艾湯がありますが，阿膠と艾葉で止血し，地黄，当帰，芍薬等で貧血の病態に対して栄養，滋潤を行います。また陰陽両虚の「虚熱」の病態に対して「清熱」が必要な場合にも地黄を用います。六味丸や八味地黄丸の処方がこれにあたります。

したがって地黄証は，出血が症状にある血虚やさまざまな場面での

虚熱ということでよいかと思います。

> 地黄証を反映した代表的処方：芎帰膠艾湯，八味地黄丸，
> 　　　　　　　　　　　十全大補湯

12）乾姜証

　温中，去裏寒，回陽というのが乾姜の大きな役割ですので，その証は「強い裏寒」といえます。それに加えて乾姜は「痰飲（たんいん）」を治すと古くからいわれており，中でも口内のつばが溢れるぐらい多く，よだれになってしまうような症例がぴったりの乾姜証といわれます。現実の臨床現場を眺めると，それほど「口中につばが溢れてよだれを垂らす」という症例に遭遇することはありませんが，身体の芯から冷えを感じるという症例は少なくありません。「しょうが」類の証は生姜にも共通するのが「冷え」ですので，少なくとも神農本草経に書いてある"中を温め"という乾姜の作用は衆目の一致するところであり，一般的には「四肢厥冷」という非常に冷える状況が乾姜の代表的な"証"といってもよいと思われます。治療してほしいほどの強い冷えには附子とともに配合される「○○四逆湯」といういくつかの方剤が処方されます。乾姜証の判断はまず「身体の芯からの冷え」，次に「痰飲」と覚えておきましょう。

> 乾姜証を反映した代表的処方：茯苓四逆湯

13）白朮証

　朮はそもそも利水生薬ですが，白朮は利水作用を持つ気剤です。水

毒の症状である浮腫，眩暈，身体が重く痛い，あるいはよく下痢をする等が目標となります。白朮が処方されるべき腹証には「心下逆満」というものがあります。これはみぞおちに痞えの感じや不快な感じが現れるというものです。眩暈や体の重さも加えると，自律神経が不調な場合にみられるもので，漢方医学としては気滞や気逆の病態が水毒とともに存在していると考えられます。白朮は「補脾益気＆利水」を行い，気の流れを良くして水の分布を正常化します。まとめると，白朮証は「気の流れが悪い水毒」となります。

> 白朮証を反映する代表的処方：茯苓飲，半夏白朮天麻湯，
> 苓桂朮甘湯

要点を簡単に表にまとめましたので，頭の整理に使ってください。また，参考として少しだけ方剤証といえるものを付記しておきます（**表8**）。臨床実地では常に目の前の病者に必要な生薬の組み合わせは何か，基本となる生薬"証"はなんだろうと考えるくせをつけ，この表を見て方剤処方の参考にしてください。それを根気よく続けることで"証"の本態にさらに近づけるでしょう。

2 主な生薬"証"

表8 生薬"証"(味薬"証")の判断材料,所見と代表方剤

生薬証,味薬証	証診断の決め手となる所見	代表方剤
柴胡証	熱感,嘔気,食欲不振,腹証での胸脇苦満	小柴胡湯,柴胡桂枝乾姜湯,四逆散
人参証	気虚の存在と腹証での心下痞(硬)	人参湯,桂枝加人参湯,理中湯
葛根(湯)証	後頭部から肩の拘急強直,発熱,汗がなく,苦しい	葛根湯
桂枝(湯)証	虚証,汗出,どちらかといえば寒がり	桂枝湯,桂枝加竜湯,桂枝人参湯
牡蠣(竜骨)証	煩驚,精神不安,不眠	柴胡加竜骨牡蛎湯,桂枝加竜骨牡蛎湯
当帰(川芎)証	虚証,腹痛,四肢の冷え	当帰芍薬散,温経湯
厚朴証	気滞,特に腹満,咽喉頭異常感	半夏厚朴湯,小承気湯
茯苓証	脾気虚,水毒,眩悸	五苓散,茯苓飲
半夏証	嘔する,不渇,眩悸	半夏厚朴湯,生半夏加茯苓湯
黄芩証	煩熱,腹証での胸脇苦満もしくは心下痞(硬)	黄連解毒湯,三黄瀉心湯,柴胡桂枝湯
地黄証	出血が症状にある血虚,さまざまな場面での虚熱	芎帰膠艾湯,八味地黄丸,十全大補湯
乾姜証	強い裏寒,四肢厥寒,痰飲	茯苓四逆湯
白朮証	気の流れが悪い水毒,腹証での心下逆満	半夏白朮天麻湯,苓桂朮甘湯

参考 方剤証

方剤	証診断の決め手となる所見
温経湯	手掌煩熱,口唇の乾き,下半身の冷え
抑肝散	搐搦(まぶたの痙攣等),易怒
桃核承気湯	小腹急結,便秘,対人関係不安定
半夏厚朴湯	咽中炙臠,梅核気
桂枝茯苓丸	顔面紅潮,のぼせ
補中益気湯	中気下陥(肩を落とした姿勢等),易罹患感冒
温清飲	女性の血崩(精神的負荷による内分泌異常,不正出血)
加味逍遙散	ストレスに伴う動悸,下半身の冷え,胸脇苦満+小腹急結
柴胡桂枝湯	ストレスの存在,心下支結
茯苓飲	水毒の目立つ心身症,心身相関の存在
芎帰調血飲	気血虚損,産後の肥立ちの目立った悪さ

第5章

実際の臨床での"証"の活用

1 "証"をどのように日常診療に組み込むのか

　実際の漢方の臨床は，よく患者の訴えを聴き，よく患者を触り，問答により患者の周辺情報を加えたさまざまな情報を統合する形で弁証を行い，そこから方証相対や病態対応生薬選定等のプロセスで最適の漢方薬を処方することになります。生活習慣改善や心のあり方への助言や，余裕があれば鍼灸も活用しての治療があれば最高でしょう。ところが現実の臨床現場は，書物に書かれてあるような弁証を許してもらえるほど患者一人あたりの診療時間の割り当てもなく，医師自身の心の余裕もありません。

　現実的な弁証を考えたいと思います。まず，これから証の勉強を志す医師は決して「証」の理解への努力から入ってはいけません。もちろん「気血水」や「五臓六腑」，「正経十二経脈」をいきなり理解しようと思ってもいけません。初学者にとってそれは素足で万里の長城を越えてゴビ砂漠を行くがごとくであると断言できます。無理なことです。

　まず，証を深く理解することを捨てて漢方薬を処方してみる方法を考えましょう。証を考慮せずに処方しても効果が期待できる漢方薬というものがあります（表9）。西洋医学と同様に正確な診断や明確な症状があれば治療薬を選ぶことができます。この表はその代表ですが，これらは多方面から研究が進みエビデンスが存在します。証を研究プロトコールに組み込まないまでも西洋医学的な研究で明らかな作用機序や効果判定ができているものですので，証診断は実際の臨床現場では必須ではないといってもよいでしょう。たとえば，花粉症で鼻水が止まらないようであれば，弁証というプロセスを省いて小青竜湯を試してみましょう。月経不順の女性の血中LH値が異常に高ければ

表9 弁証を必須とせずとも効果がある漢方薬

方剤	処方目標・診断	弁証した際の"証"
当帰芍薬散	冷え症,切迫流産	裏寒虚証,水毒,瘀血証
桂枝茯苓丸	顔面紅潮,ほてり	実熱証,瘀血証
桃核承気湯	精神症状の強い月経前症候群,便秘	実熱証,瘀血証
温経湯	月経不順,不妊症,多のう胞卵巣	裏寒虚証,下焦虚寒
半夏厚朴湯	咽喉頭異常感症	実寒証,気滞
大建中湯	サブイレウス	裏寒虚証,蛇鰻遊走腹証
温清飲	降圧剤抵抗性高血圧	裏熱虚証,血虚合血熱証
十全大補湯	MRSA感染症,寝たきり	裏寒虚証,気血両虚
芍薬甘草湯	こむら返り,月経痛	腹皮拘急腹証,少腹急迫
小青竜湯	アレルギー性鼻炎	表寒証,水毒,心下振水音腹証

　弁証なしに温経湯を適応としましょう。まず，このように漢方診察としての弁証を必ずしも要さない漢方薬を実践することから漢方診療を始めてみてください。

　次に，漢方薬の名前から治療対象や症状を決められることもありますのでそれらも覚えると「証を決めなければ漢方処方ができない」という悩みから少しだけ開放されます。たとえば今，精神科領域や神経内科領域の診療で認知症の治療の際に抑肝散や抑肝散加陳皮半夏の処方頻度が急速に高まっています。おそらく診療現場ですべての患者さんの弁証がなされているとは言い難い状況です。しかしこの処方は漢方医学的に間違っているとはいえません。なぜなら，処方名に"肝の

働きを抑制する散剤だ"と明記してあるからです。五臓六腑の肝は怒りをコントロールする臓器とされていますので，感情が高ぶりやすく結構な攻撃型とか徘徊等の過剰行動型認知症は亢進している肝の機能を抑えることが治療になるため，抑肝散や抑肝散加陳皮半夏が，症状の緩和に効果がある漢方薬であることは古くから知られていました。十味敗毒湯という漢方薬があります。これは江戸末期の紀州和歌山の医師華岡青洲が原型をもとに多くの生薬を入れ替えて考案した方剤です。"10種類の生薬を加えて毒を破（敗）る"漢方です。皮膚に出来た膿瘍や小さな化膿創等に大きな効果があることが，各処方名を読めばすぐにわかる命名です。若い女性のにきびなどに証とは関係なく使われ，感謝される機会が多い漢方です。潤腸湯はどうでしょうか。これも読んで字の如く"腸を潤す湯剤"です。腸を湿潤させて調子を整えなければならない状況とは何でしょうか。それは腸内水分が少ないため，硬く便が固まってなかなか快調な排便が得られない頑固な常習便秘です。皮膚が乾燥気味の中高年者にはそのような便秘が多く，便の性状の聴取と便秘という診断さえつけば処方でき，また，よい効果が得られます。体力が落ちたときや疲れやすい時，気分がすぐれない時などに処方される補中益気湯は"中（胃＝消化機能）を補い，気（エネルギー＝活力）を益する湯剤"という説明が名前に示されています。中すなわち胃ですが，胃のもたれや膨満感等のほかに消化機能全体を漢方では「脾胃」の支配機能としますので，そこを治療すべき状況とは，現代で言うFSS（functional somatic syndrome）の1症状としての胃腸の不調も含みます。基本的にエネルギー不足の証ですので，気虚の症状がどんどん出てくるわけですが，食欲がなくなり下痢気味で体重が増えず，胃腸が常に弱い。また疲れやすく，全身がだるく感じ，立ちくらみをし，昼間はぼーっとして眠く，年中風邪を引きやすくなります。このような証のことを中気下陥という言葉で表現します。

このように，方剤名を見るだけで処方すべき対象や疾患がわかるものが漢方薬には少なくありません（**表10**）。このような漢方を実際に使ってみながら，その臨床経験も加えてじっくりと証の勉強をすれば

表10　方剤の名前から処方対象や症状が決まる漢方薬の代表

方剤	名前の意味	処方対象，症状
抑肝散	肝の興奮を抑え，怒りや統率不全による症状を鎮める	神経過敏，焦燥，易怒，過剰行動
十味敗毒湯	10種類の生薬を配合して協同作用により毒を破（敗）る	化膿皮疹，にきび
潤腸湯	腸を潤して便を柔らかくして便秘を治療する	硬い便塊の常習便秘
補中益気湯	中を補い気を益することで気虚のさまざまな症状を治療する	全身倦怠感，易疲労感，微熱，昼間の眠気，立ちくらみ，臓器下垂
温経湯	経絡を温め気と血の流れを回復させる	月経不順，不妊症，冷えのぼせ，下半身の冷え
安中散	中（胃）の機能異常（どちらかというと亢進）がおきている状態を鎮め納め安んじる	慢性胃炎，神経性胃炎，胃痛
啓脾湯	脾胃の働き（消化機能）を啓く（力をつけ助ける）	食欲不振，下痢，全身倦怠感
十全大補湯	10種類の生薬を配合させ，その協同作用で身体全体の虚損機能を大きく補う	全身衰弱，顕著な全身倦怠感，冷えを伴う腹痛
平胃散	胃の働きを調和（平）させて消化機能を回復させる	胃もたれ，食欲不振，胸の痞え
消風散	風湿熱を消散させる	じくじくする皮膚湿疹，皮膚瘙痒感，発赤，熱感
三黄瀉心湯	三焦の実熱（火）によってもたらされた症状，中でも心の実熱を3つの黄の文字の付く生薬（黄芩，黄連，大黄）の協同作用による瀉下効果で治療する	顔面紅潮・ほてり，焦燥感，不眠，便秘，動悸
疎経活血湯	経絡の瘀血を切り開いて血の流れをよくし，血を活発に流暢にする	関節の運動制限，四肢の疼痛・しびれ

よいわけです。

2　"証"の診かた入門

　いったいどこから，どのように"証"を診ればいいのでしょうか。これが初学者のまず"証"の臨床導入についてぶちあたる壁です。漢方名人の一人である喜多先生がまとめておられる書き物[9]があるのでそれを下地にして著者なりの解釈と修飾で解説します。

　まず欠かしてはならないのは，病者が心配し，医師に訴える症状です。そこに"証"のヒントがあります。また，病者は気にしていなくとも医師が積極的に聴きだすと，"証"を形作ってくる症状を有していることがあります。病者の言葉から"証"をみつけましょう。病者の情報はほかにもあります。それは動作や目の力の強さ，声のトーンや話し方，顔つき等です。これらをしっかり把握するのが漢方四診のうち問診，聞診，望診です。西洋医学と大きく異なるのは，意味がないと思えるようなしぐさや症状に病態が隠されていること，病気の情報は医師との2方向性のやりとりから積極的に収集するという2点です。この2点を忘れないことが"証"診断の基本です。

　次に病者の脈，舌，腹の診察から得られる所見です。これらには"見証"が多く，また生薬"証"も見つけられるため，"証"診断の決定打となる場合があります。

　これらで"証"のあたりをつけておいて，診断プロセスに入ります。プロセスには気血水病態診断，五臓六腑論による臓器の機能異常診断，そして病気の進行度である6病位診断を行います。

　漢方は最初の"証"診断が必ずしも正しいとは限りません。名人とても外してしまう病態のなかなか読めない病気や，複雑な"証"を持つ病者もあります。そこで，治療による診断もなされます。2〜4週

間ほどの治療効果をみて，"証"診断をやり直すことも希ではありません。虚証用の処方が効かず，思い切って実証用の処方に替えたところ著効したという経験もあるぐらいです（**表11**）。

"証"診断に腰が引けないようにしてください。勇気を持ってください。それがおそらく"証"の見方に早く習熟するコツだと思います。

表11 "証"のみかたのコツ

1. 症状の聴取を大切にする
2. 病者への印象を大切にする
3. 病者の医療情報を積極的に収集する
4. 見証を大切にする
5. 治療効果をみながら"証"診断を見直すことをためらわない

3 覚えておきたい "証" 雑学

"証"を普通に診断する際にはあまり必要ありませんが，そのうちに必要となってくる，あるいは知っておくとためになるだろう"証"について少し述べておきます。

1）月経不順の"証"

実際面について著者の経験を書きます。若い女性の心身不調の漢方治療の場合，ほぼ健康を回復したと判断される時期には月経の様子が元通りになっている例が少なくありません。ある一定の比率で，治療を要する心身不調に月経不順や無月経という症状がみられる"証"が

存在すると考えられます．月経不順という症候や無月経という病名からは，温経湯，当帰芍薬散，あるいは桂枝茯苓丸のような駆瘀血効果を持つ漢方薬の処方頻度が高いのですが[10]，それにとらわれず随証療法をしてみてください．たとえば柴胡証であれば小柴胡湯を，茯苓証であれば茯苓飲を一定期間試すと，それまで不順だった月経が正調になり，不妊を治療したい女性ならば妊娠に到達するということが現実にあります．

　そこで，どのような主訴であっても，若い女性の治療を行う場合は月経の調子を聞いてみてください．治療中，時々月経の状態に変化がみられるかどうか訊ねてみてください．徐々に月経が規則的になり，月経期間や月経量も健康だったときに近づいていたら，治したい症状の治療がうまくいっていると考えてもいいと思います．昔から女性の体調を良くする治療を行うためには「経を調う」ことが原則であるといわれますが，体調を崩した際にすぐに月経の変化を伴う"証"も事実あると思われます．

2）潜　　証

　読んで字の如く「潜んでいて見えてこない証」です．海面からどう見渡しても見えない潜水艦です．しかし，現実の臨床現場では，虚証の薬が著効するみかけの実証という症例があります．著者はこういうものは潜証と呼んでいいと思います．"証"診断を行うと，多くの方向からの見方で実証寄りの印象を与えますが，ほんの一部に虚証を思わせる所見があることがあります．まず実証に対する処方を投与しますが，効果がないとわかればすぐに虚証向けの漢方薬に切り替えてください．潜証の可能性があります．桂枝茯苓丸で駆瘀血をすれば月経の回復が得られると読んだが2カ月経過して何も変化なく，思い切って十全大補湯に替えたところ，2カ月後に基礎体温が二相性を示し，

排卵周期が戻ったという実例を著者は経験しています。がっちりとしたイギリス人とのハーフの女性でしたが、ただ一点声が聞き取りにくく、押すと倒れるような印象があり、十全大補湯の"証"が隠された、見掛けの実証だったと反省しました。このような症例には2つの薬証が共存している「併病」という病態の読みもあり、はじめから十全大補湯証もあったのではないかとの意見も専門家からは出てきますが、そういう霧が晴れないような病態です。

3）一貫堂医学　臓毒証，解毒証

漢方医学にはいくつかの流派があり、その中で森道伯（1867～1931）が創始した後世派医学の後継とみなされるものに一貫堂医学というものがあります。その特徴は、病者を三大証（瘀血証・臓毒証・解毒証）に分類し、5つの処方（通導散・防風通聖散・柴胡清肝湯・荊芥連翹湯・竜胆瀉肝湯）を運用して体質改善を行うことを治療の中心とする特殊な医療体系を持つ漢方流儀です。

臓毒証は生活習慣病にかかりやすい体質を持ち、防風通聖散証でもあります[11]。臓毒証とは臓器に蓄積した毒であり、新陳代謝機能の低下状態で起きるとされています。具体的には防風通聖散が治療効果を持つ"風毒，食毒，水毒，梅毒"をいいます。中でも食毒は、現代風に言えば肥満を主体とする生活習慣病ですから、防風通聖散証と一致します。

解毒証体質は結核にかかりやすいという特徴を持つ"証"で、四物黄連解毒漢方（柴胡清肝湯・荊芥連翹湯・竜胆瀉肝湯）によって治療する"証"とされています。浅黒い皮膚の色、痩せて筋肉質がその"証"といわれています[12]。この"証"は風邪をひきやすく、気管支炎や扁桃炎等の炎症性疾患になりやすく、柴胡清肝湯証，荊芥連翹湯証，竜胆瀉肝湯証の3方剤証の病型に分類されています。

臓毒証に防風通聖散，解毒証に柴胡清肝湯，荊芥連翹湯および竜胆瀉肝湯，加えて瘀血証に通導散の5処方が一貫堂医学では治療の中心となります。

もちろん，これ以外に芎帰調血飲や五積散もよく用いられたようですが，漢方の世界には，是非は別として，現代人の"証"を大きく3つに分類してみるというやり方もあるのだということも知っておくとよいでしょう。

4）気血水と"証"

"証"はいわば計量器とか，ものさしというもので測定される性質を持ちます。体力の量的な消長は人によって異なり，体力の質とかエネルギーの漲り方とかも個人差があります。また，身体を動かすとか生活を営む上での消費熱量も人によってばらばらです。これらはすべて何らかのものさしや測定できるツールや概念で診断されます。気血水の状態もやはり何らかのものさしのような考え方で診断されるので，ある種の"証"ともいえるでしょう。しかし，"証"の純粋な仲間ではなく"証"に近いものと認識できます。例外は「瘀血証」でしょう。これだけは"証"の称号がついて語られますので，かなり明確な特徴を示していると思われます。水毒も「水毒証」としてもよいと考えます。いずれも見証があり，明確に診断できます。

証といえないまでもほぼ特徴が明らかなのが気の病態の"証"です。気逆は気の上衝があり，のぼせや奔豚気（胸が下からぐっとくるいやな感じ）で動悸を伴います。一気にアドレナリンが分泌される症状と考えてください。気逆証と呼んでもよいと思います。これらは処方証としては桂枝茯苓丸証，桂枝加桂湯証，あるいは苓桂甘棗湯証，奔豚湯証となります。気滞は典型的なものでは咽中炙臠（のどに炙った肉の塊がひっかかった感覚）があり，半夏厚朴湯証です。何か身体に詰

まった感じを覚えるという表現でもいいでしょう。気滞証でもよいと思います。気虚はエネルギー不足，エネルギー切れを想像させる症状があります。元気がどうしてもでない，ごはんが進まない，すぐに疲れてしまうという具合です。常に肩が落ちるような姿勢で，椅子に座っていたい，畳に横になりたいといった発言が得られます。帰脾湯や補中益気湯証です。気虚証と呼べるでしょう。

あえて，気血水病態のうち，「瘀血」，「水毒」，「気逆，気滞，気虚」を"証"として扱うほうが診断のプロセスがやりやすく，治療に進みやすいのではないでしょうか（**表12**）。

表12　気血水の病態とその代表的症状

気血水病態	代表的な病者の主訴と随伴症状
瘀血	のぼせ，ほてり，便秘，肩こり，頭痛，（女性：月経痛，月経前の気分不快，言動行動異常）
水毒	嘔気，眩悸（めまい，動悸），ふわふわ感，下痢，身体の重さ自覚，垂涎，鼻水
気逆	動悸，頭痛，のぼせ，ほてり，焦燥感，不安感，下肢の冷え，手掌の汗
気滞	喉の違和感，腹部の張り，思考の痞え，頭重感
気虚	倦怠感，易疲労感，脱力感，根気が続かない，昼間の眠気，よく風邪をひく，食欲低下

4　じっくり取り組むべき"証"の学習

私たちは知らず知らずに漢方薬の処方を指南書に従って行っていま

すが，そこは"証"を軸とした理論があります。前述しましたように漢方医学理論の根底にあるのは陰陽五行論で，虚実や寒熱のような八綱証も五臓六腑論もその考え方から形成されています。そこで，漢方医療のためには，「八綱弁証」，「気血水概念での病態診断」，「五臓六腑論での病態診断」，「三陰三陽を用いた病期診断」等を証診断とともに行い総合的な病態判断をしなければなりません。その上，「内因，外因，不内外因，七情六淫による病因の検索」や「治則八方による治療法の決定」なども実際の最適漢方薬を選択する思考プロセス上で要求されます。さらに，「経絡，経穴による人体観」を学び，鍼灸の理論も身につけておくのもよいでしょう。生薬の基礎理論や，生薬の薬理学も学べば，臨床の幅は一層広がるでしょう。

　漢方医学理論の学習や臨床技術の習得はあまりにも多岐に亘っています。また，あまりにも深い。本書で扱った"証"はその中でも理論的な病態の把握から最後の処方選びまで，すべてのステップに関わってくる概念であり項目ですので理解するに越したことはないのですが，残念ながらこれが一番理解が難しいものなのです。本書で紹介したように，"証"にはさまざまな視点で規定されたものがたくさんありますので，自分が理解できる"証"の学習から取り組んでください。とにかくあせらず，じっくりと取り組んでいただきたいと思います。

　"証"は抽象的で，数字では表せない概念であり，もちろん西洋医学にはなく，したがって残念ながら医学部での卒前教育としてカリキュラムで学ぶことはありません。一言で説明するのは今のところ漢方の専門医でも難しいものなのです。実際に大家，名人といわれる漢方専門医であっても治療してみてその結果を見なければ自分が下した証診断に確信が持てないというつぶやきをよく聴きます。ですから初学者はどうぞ安心してほしい。

　ただ，一つ忠告があります。これから漢方を勉強したいと考えてい

第5章　実際の臨床での"証"の活用

る初学者の皆さんの中には患者とのスキンシップ的な診察手法は苦手なアプローチとして敬遠する傾向があるかもしれません。各種の難しい名前の，学会発表で注目されているような血中マーカーや画像あるいは観血的検査のデータを解析することで病態を読み診断することがベストであり，EBMだと感じているのではないかと思います。俗ですが今風でかっこいいと感じているのかも知れません。伝統的日本医療の診察法のように，じっくりと患者と話し，よく姿を見てよく触ったことから得た所見，しかも自分の五感を通した所見により診断を行い，治療を行うというようなやり方は見捨てられる運命にあるように感じます。"証"診断はその最右翼といえるでしょう。いわゆるナラティブ医療の一部で実行されるのが"証"診断ということになるでしょう。

　そこで私たちは現代医療と漢方医療を両立させ，融合させ，患者さんに最大のメリットを生むような医療を実施するためにはどうすればよいのでしょうか。著者はEBMにしっかりと軸足を置き，患者を深く分析するために"証"診断を常に心掛けるような"病者中心医療"を行うことがその近道ではないかと思います。疾患別の標準治療ガイドラインを大切にして，それだけでなく漢方医学の"証"を学習しながら，それも大切にして，さまざまな角度から病態を眺める姿勢を身につけて欲しいと願っています。病人を治療舞台の中心に置いた医療を行っていくうちに，自然に"証"が浮かび上がり見えてくるかもしれません。

5　証の実態の不明瞭さと解明への期待

　"証"は前記したように大変複雑で多くの要素から成り立っている概念です。表面的には，八綱の組み合わせでいくつかの型分類ができ

ますが，突き詰めれば一人ひとりの体質，特徴を含む「その人らしさ」の構成要素には体格もあり，性格もありますし，人生観もあるのではないでしょうか。これらがすべて"証"の構成要素となります。「私，暑がりでねぇ。暖房は苦手」とか「どうも冷たいもの食べるとすぐ腹こわします」というのも"証"の概念に入ります。反り返って歩く姿も，ぽそぽそと話す姿勢も，やはりその人らしさであり，これらも"証"に反映されると思われます。

　現代の医学を含めた科学体系は，線系（形）で解明される方向性を持ちます。静かで一定の温度のある，風のない真っ暗な部屋の中でマッチに火をつけると明るくなるというのは100％の確率と言えます。試験管の中に十分な基質と酵素を入れたアルカリフォスファターゼ反応も線系実験系であるから，常に一定の量のプロダクトができて，溶液はそのプロダクト量にdose-dependentに確実に変色します。これが線系（形）です。ところが，人間の精神も身体も残念ながら試験管の中の一定環境ではないし，アメーバのような単細胞生物ではありません。常に変動し，一定の条件や環境に留まらず，さらに一人ひとりの心臓の大きさも違えば，肝臓の機能も違うわけです。人はいわばバラバラの活動を行う複雑系の物質なのです。その中に，ある一つの物質を放り込めば，バラバラでさまざまなプロダクトができて当たり前ですから，同じウイルスに同時に感染しても人によってさまざまな風邪の症状がでてくるわけで，寝込む人もあれば仕事にいける人もありますし，3日で治る人もあれば，3週間も咳が取れない人もいるわけです。

　そのバラバラの活動を行う複雑系の物質である，私たち人間をできるだけ体系化し，複雑な人の様子を概略的に理解するための道具として編み出されたのが"証"なのです。なんとなく"証"を感じていただけたでしょうか。複雑系の仕組みを科学する解析系を未だに私たち

は持っていませんので，"証"の科学的解明はなされていません。したがって，実際の診療現場で私たちは「どちらかといえば陽証に傾いた心身状態ですね」とか，「全体的な印象としては裏寒証でいいのでは」という判断に留まることが少なくありません。証は人の心身のバランスの表現型，言語化といってもいいでしょう。健康とは寒熱や陰陽のちょうど真ん中辺りをうろうろとしている状況で，これを"太極"といいます[13]。全身の臓器の予備力があり，自律神経機能が万全で，どちらかに引っ張られようとする体調をできるだけ真ん中に戻す力がしっかりとあることが，いわゆる"太極"なのでしょう。どちらかにずれている状態，歪んでいる状態を読むのが弁証だといえます。

"証"というわけのわからないもの，なんとなく哲学的で科学的で説明できないものに頼って人の治療をするのは非科学的だ，不安だといわないでください。"証"を解明できるぐらいの科学力を人類はできるだけ早い時期に持って欲しいと私は願っています。鉄腕アトムのような，繊細な感情を理解し，優れた人工知能を持つ，人を助けるロボットの完成と"証"の解明のどちらが早いでしょうか。映画のターミネーターが現実になった頃，"証"の実態，実像が解明されていると信じたいものです。

文　献

1) 後山尚久：漢方医学における"証"をどう捉えるか．女性健康科学研究会誌　5: 7-9, 2016.
2) 藤平健, 小倉重成：表裏というものさし．漢方概論第12版, p62-65, 創元社, 大阪, 2002.
3) 後山尚久：陰陽論．漢方医学理論入門第2版, p18, すばる印刷, 大阪, 2014.
4) 後山尚久：漢方のことば・・・証．女性診療科医のための漢方医学マニュアル改訂第2版, p252-253, 永井書店, 大阪, 2008.
5) Wellcome Library, London. Wellcome Images images@wellcome.ac.uk http://wellcomeimages.org A Japanese doctor taking the pulse of a patient. Halftone after a photograph by Messrs. Kajima & Suwo. By: Messrs. Kajima & Suwo.Published: -
6) Ushiroyama T, Nosaka S, Ueki M: Objectivity of abdominal palpation in Kampo examination and correlation with endocrinological status. Evolving Kampo 1, 45-48, 2005.
7) 黄煌（中田敬吾監訳）：薬証について．張仲景50味薬証論, p8-11, メディカルユーコン, 京都, 1998.
8) 後山尚久：桂枝湯ファミリー．女性診療科医のための漢方医学マニュアル　改訂第2版, p79, 永井書店, 大阪, 2008.
9) 喜多敏明, 永嶺宏一：初心者にもわかる「証」の診かたを教えてください．後山尚久編, 漢方診療クリニカルクエスチョン50．p64-66, 診断と治療社, 2015.
10) 後山尚久：月経不順．はじめての漢方治療, p116-121, 診断と治療社, 東京, 2013.
11) 矢数格：臓毒証体質－防風通聖散証．漢方一貫堂医学, p28-35, 医道の日本社, 東京, 2002.
12) 矢数格：臓毒証体質－防風通聖散証．漢方一貫堂医学, p36-42, 医道の日本社, 東京, 2002.
13) 後山尚久：証を少し知ろう．"治せる"医師をめざす漢方医学入門　改訂第2版, p38-44, 診断と治療社, 東京, 2014.

索　引

欧　文

FSS（functional somatic syndrome）
　………………………………………… 77

和　文

あ

アート ………………………………… 8, 24
アーユルヴェーダ医学 ……………… 33
按配 …………………………………… 31

い

一貫堂医学 ……………………… 82, 83
胃内停水音 …………………………… 55
胃熱 …………………………………… 40
陰虚 ……………………………… 24, 26
咽喉頭異常感（症） ………………… 65
陰証 ………………………… 24, 25, 39
陰盛 …………………………………… 26
咽中炙臠 ……………………………… 65
陰陽 ……………………………… 24, 25
陰陽五行論 …………………………… 85
陰陽証 ………………………………… 25
陰陽論 …………………………… 25, 26

う

温経湯 ………………………………… 81

え

エビデンス ………………… 7, 8, 75

お

嘔気 …………………………………… 67
黄芩 …………………………………… 68
黄芩証 …………………………… 67, 68
嘔吐 …………………………………… 67
往来寒熱 ……………………………… 61
瘀血 ………………………… 42, 53, 54
瘀血証 ……………………… 39, 42, 54, 83
瘀斑 …………………………………… 39

か

外感病 ………………………………… 23
科学的解明 …………………………… 88
科学的根拠 …………………………… 8
葛根湯 ………………………………… 63
葛根（湯）証 …………………… 62, 63
滑脈 …………………………………… 37
肝気鬱結 ………………………… 52, 53
乾姜 …………………………………… 69
乾姜証 ………………………………… 69
寒邪 …………………………………… 20
寒証 ………… 19, 20, 21, 36, 39, 40

91

索　引

寒熱証	19, 20, 21
漢方医学理論	85
漢方四診	18, 27, 28, 44, 79
漢方診療	76
漢方の臨床	75
漢方理論	3, 6, 7, 9
関脈	34, 35

き

気逆	83
気逆証	83
気虚	39, 61
気虚証	84
気血水概念	6
気血水病態診断	79
気血水弁証	61
気血両虚	40
気剤	62
気滞	65
気滞証	84
気脹	65
気の上衝	83
客観証	44
客観的	17, 44, 60
客観的所見	45
客観的な証	38
芎帰膠艾湯	68
芎帰調血飲	83
胸脇苦満	52, 53, 61
鏡面舌	40
虚寒証	39

虚実	18, 19
虚実証	18, 51
虚証	18, 36, 65
虚熱	69
虚脈	36
虚労不足	68
銀翹散	63

く

空理空論	6, 9
駆瘀血剤	42, 54

け

経験則	60
桂枝湯	63, 64
桂枝（湯）証	63
桂枝湯ファミリー	63, 64
桂枝茯苓丸	54
計量器	83
経を調う	81
血虚	68
月経の調子	81
月経不順	80
結脈	37
解毒証体質	82
解表	63
眩悸	66
健康	88
現実的な弁証	75
見証	38, 44, 62, 79
弦脈	38

こ

行気降逆	66
恒常性の医学	24
構成生薬	25
紅点	39
更年期障害	17
項背強几几	62, 63
抗病反応	20
厚朴証	65, 66
声のかすれ	67
五感	45
五積散	83
五臓六腑	33, 35, 62
五臓六腑論	6, 79
後藤艮山	6

さ

臍下悸	53
臍下不仁	54, 55
柴胡剤	53
柴胡証	61
柴胡湯証	61
臍上悸	53
臍傍圧痛	53
細脈	36
数脈	36
サポニン	62

し

歯圧痕	40
地黄	68
地黄剤	68
地黄証	68
自汗	64
思考プロセス	27
四肢厥冷	69
四肢の冷え	65
四肢煩熱	67
視診	18
湿邪	40
実証	18, 36
実脈	36
四物黄連解毒漢方	82
尺脈	34, 35
瀉心湯証	53
十味敗毒湯	77
渋脈	37
主観	42
主観的	17
術から学へ	6
出血	68
潤腸湯	77
傷寒論	60, 61
生姜	69
小柴胡湯	23, 61
上焦の熱証	40
小半夏加茯苓湯	67
少腹	54
小腹急結	54
生薬	59, 66
生薬証	28, 59, 60, 61
初学者	75, 79, 85

索　引

諸熱	67	
自律神経	70	
津液不足	39	
辛温解表剤	63	
心火旺	40	
心下逆満	70	
心下支結	52	
心下振水音	55	
心下痞	53	
心下痞硬	53	
腎虚	55	
心身一如	4	
心身症	65	
身体証	28, 31, 38	
診断プロセス	79	
神農本草経	62, 64, 66, 67, 69	
心煩	68	
辛涼解表剤	63	
診療現場	76, 88	

す

随証治之	4, 27
随証療法	9
水毒	40, 70
水毒証	83
ストレス	66
寸脈	34, 35

せ

精神的なストレス	53
舌下静脈	42

舌下静脈怒張	42
舌候	38
舌質	39
舌証	38, 42
切診	33
舌診	31, 38, 39, 42
舌苔	39
川芎	65
線系	4, 87
複雑系と――	4, 87
潜証	81
全人医療	4
全体証	11, 28

そ

総合的な証	27
臓毒証	82

た

太極	88
大脈	36
代脈	37
太陽病期	36
痰飲	69

ち

小さな宇宙	13
治則八方	85
遅脈	36
中間証	19
沈脈	36

つ

強い裏寒	69

と

桃核承気湯	54
当帰	65
当帰芍薬散	81
当帰川芎剤	65
当帰（川芎）証	65
怒気	64

な

内臓の裏熱	40
内熱	26
治せる医師	11
長年の経験則	7
中を温め	69
ナラティブ医療	86

に

日本伝統医療	33, 44
妊娠	37
人参	62
人参証	53, 61, 62
人参湯	61
人参湯証	61

ね

熱証	19, 21, 36, 39

は

梅核気	65
八綱気血水証	31
八綱弁証	11, 18
華岡青洲	77
煩驚	54, 64
半夏	67
半夏厚朴湯証	65
半夏証	67
半夏白朮天麻湯	67
煩熱	67, 68
半表半裏	22

ひ

冷え	69
脾気虚	66
白朮	69, 70
白朮証	69
病邪	22
病者中心医療	86
表証	22, 23
表裏	22, 23
表裏証	22, 23

ふ

複雑系	3, 4, 25, 87
——と線系	4, 87
腹証	31, 44, 45, 48, 52, 53, 54, 55
腹診	31, 44, 48, 55
腹診の実技	48

95

索　引

腹診の実施	47
腹直筋の緊張	52
腹痛	65
腹皮拘急	52
腹満	65
腹力	51, 52
茯苓	66
茯苓飲	66
茯苓証	66
不整脈	37
腹候	44
不定愁訴	54, 66
部分証	11, 28
浮脈	36
プロセス	84
聞診	79

【へ】

併病	82
弁証	27, 28, 75
弁証作業	27

【ほ】

方剤	60
方剤証	54, 59, 60, 61
方証相対	42, 44, 52, 60
望診	79
防風通聖散証	82
補中益気湯	77
ホメオスターシス	25
牡蠣（竜骨）証	64

| 奔豚気 | 83 |

【ま】

| 麻黄湯 | 63 |

【み】

未病	20
脈候	32
味薬証	59
脈証	31, 32, 35, 42
脈診	32, 33, 35

【む】

| 無月経 | 80 |

【め】

| 名医への階段 | 31 |

【も】

ものさし	83
森を見る医療	12
問診	18, 79

【や】

| 薬証 | 59, 60 |

【ゆ】

| ユナニ医学 | 33 |

【よ】

| 陽気 | 26 |

陽虚 …………………………… 24, 26
陽証 …………………………… 24, 25
抑肝散 ………………………… 76
抑肝散加陳皮半夏 …………… 76

[り]

裏寒虚証 ……………………… 11
裏証 …………………… 22, 23, 36
利水作用 ……………………… 69
利水生薬 ………………… 66, 69
良薬口に苦し ………………… 67
臨床エビデンス ……………… 7
臨床経験 ……………………… 78
臨床現場 ……………………… 75
臨床力 …………………… 9, 10

[ろ]

6病位診断 …………………… 79

97

著者略歴

後山　尚久（うしろやま　たかひさ）

略　歴

1979年　大阪医科大学卒業
1983年　島根大学医学部（旧島根医科大学）第一生化学 助手
1986年　大阪医科大学産婦人科 助手
1989年　米国オクラホマ州立大学Physical Science II 教官
1993年　大阪医科大学産婦人科 講師
1996年　大阪医科大学産婦人科 助教授
2006年　藍野学院短期大学 教授
2009年　大阪医科大学健康科学クリニック寄附講座（未病科学・健康生成医学講座）教授
2011年　大阪医科大学健康科学クリニック 所長
2016年　大阪医科大学健康科学クリニック 教授

主な著書

・これからの更年期，閉経期の外来診療（ライフサイエンス社，1994）
・これからの更年期診療実践マニュアル（総合医学社，1994）
・更年期－からだと心の変化で悩む人に（NHK出版，2002）
・女性診療科医のための漢方医学マニュアル（永井書店，2003）
・もっと知りたい女性の漢方（知人社，2004）
・女性と男性のための更年期Q&A（ミネルヴァ書房，2005）
・更年期の臨床（診断と治療社，2006）
・"治せる"医師をめざす　漢方医学入門（診断と治療社，2007）
・午後の医局（永井書店，2008）
・女性診療科医のための漢方医学マニュアル　改訂第2版（永井書店，2003）
・"治せる"医師をめざす　疾患・症状別　はじめての漢方治療（診断と治療社，2013）
・"治せる"医師をめざす　方剤別　はじめての漢方100（診断と治療社，2013）
・"治せる"医師をめざす　漢方医学入門　改訂第2版（診断と治療社，2014）
・漢方診療クリニカルクエスチョン50（診断と治療社，2015）

実践 漢方医学 証をひもとく

2016年10月30日 初版第1刷発行

著　者	———	後山　尚久
発行者	———	吉田　收一
印刷所	———	モリモト印刷株式会社
発行所	———	株式会社洋學社
		〒658-0032
		神戸市東灘区向洋町中6丁目9番地
		神戸ファッションマート5階 NE-10
		TEL 078-857-2326
		FAX 078-857-2327
		URL http://www.yougakusha.co.jp

Printed in japan　　©USHIROYAMA takahisa, 2016

ISBN978-4-908296-05-5

- 本書の複製権・翻訳権・上映権・譲渡権・公衆送信権（送信可能化権を含む）は株式会社洋學社が保有します.
- JCOPY ＜(社)出版者著作権管理機構 委託出版物＞
  本書の無断複製は著作権法上での例外を除き禁じられています．複製される場合には，その都度事前に(社)出版者著作権管理機構（電話 03-3513-6969, FAX 03-3513-6979, e-mail:info@jcopy.or.jp）の許諾を得て下さい．